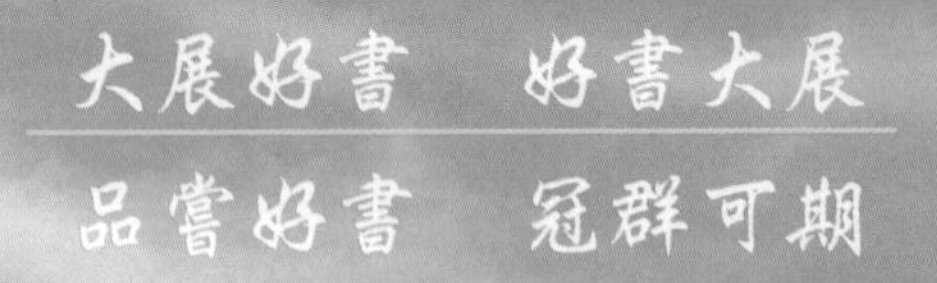
大展好書　好書大展
品嘗好書　冠群可期

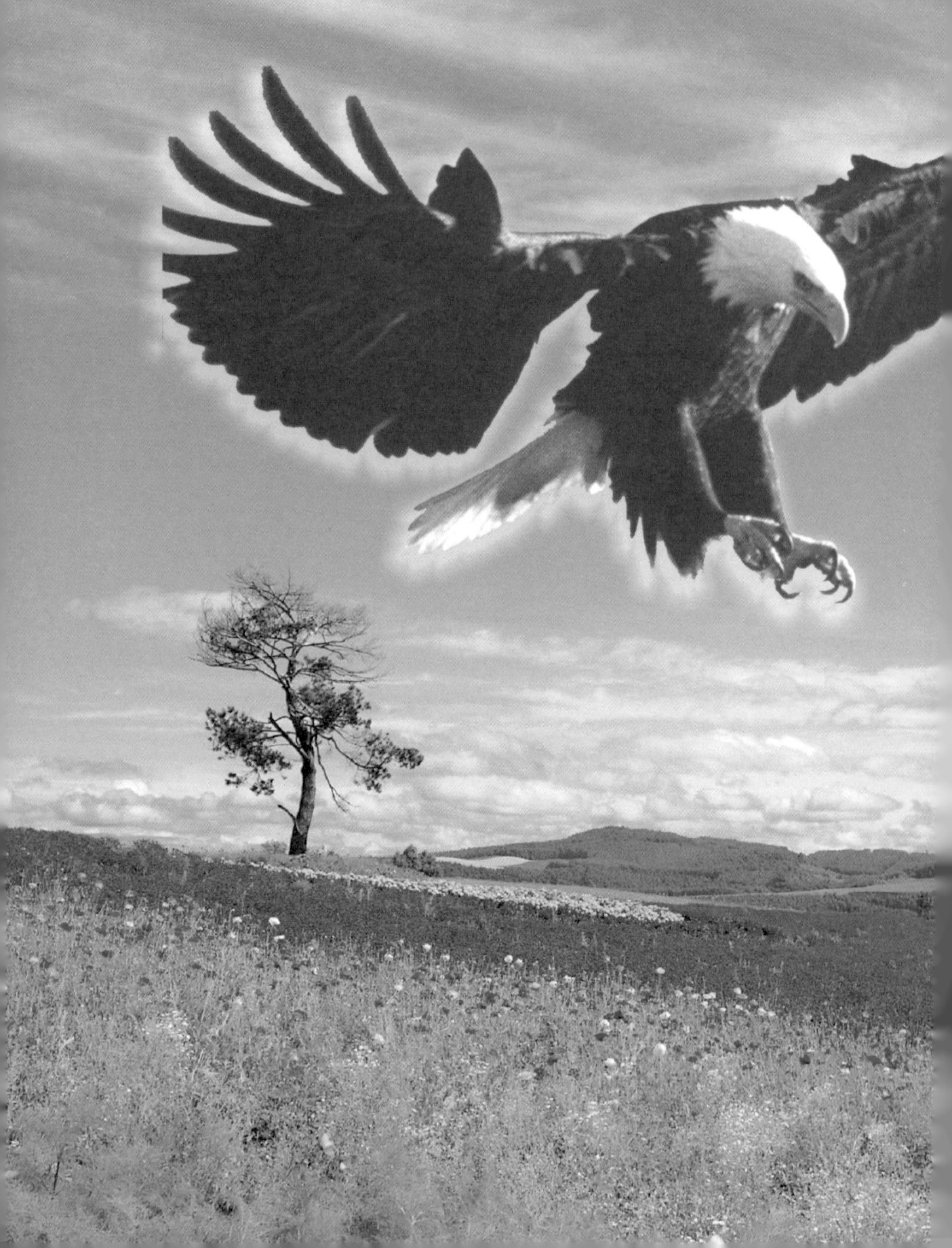

大展好書　好書大展

品嘗好書　冠群可期

快樂健美站

12

「懶人族」瑜伽

劉暘 著

大展出版社有限公司

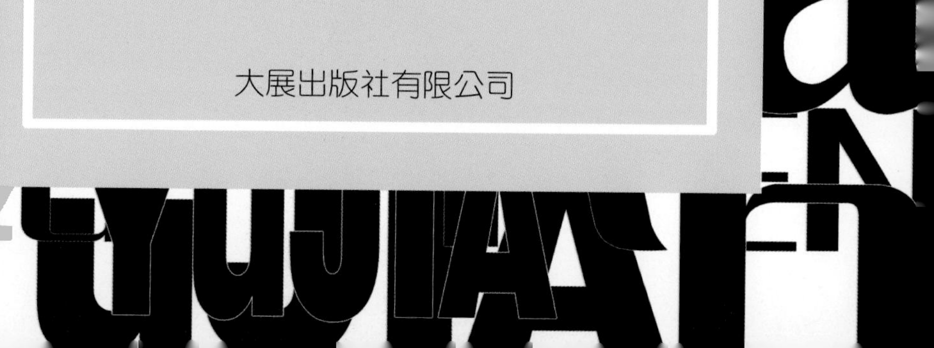

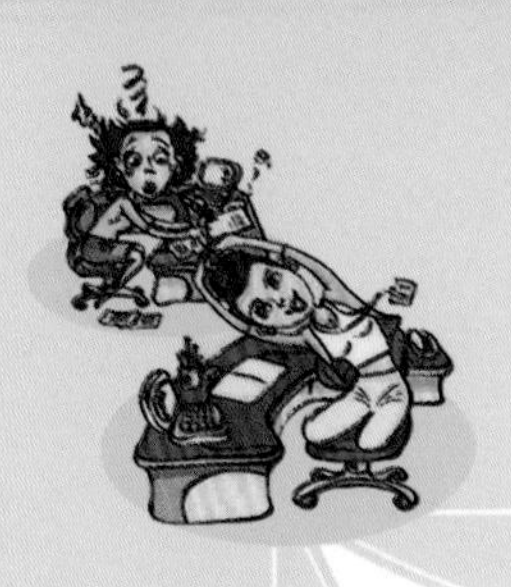

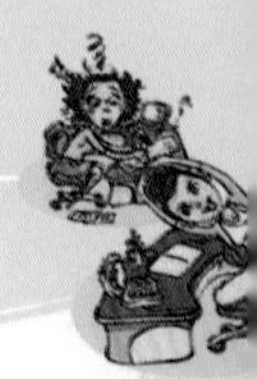

本書簡介

本書係京城第一家瑜伽健身館創始人劉暘女士根據留學體會、教學經驗所編。是特為那些想鍛鍊沒時間、有時間不會練、時間少懶得練的上班族專門設計打造的一套精簡實用生動有趣的瑜伽健身法。它以一週七天為教學課程，每天安排三四組動作，每一動作分解為若干小節，每一小節輔以清晰準確的動作圖解，一目瞭然。每天習練時只需一把椅子、一尺空間、幾分鐘時間，即可以讓僵硬的四肢得以舒展，心情亦隨之放鬆。更重要的是，學會這一身心雙修的健身方法，可讓你一健多得，獲事半功倍之效，將病魔拒之門外。堅持不懈，你的免疫力會越來越強，身體會越來越棒，即使碰上比SARS還凶的病毒也奈你不得，到那時，健康快樂將永伴你身旁。

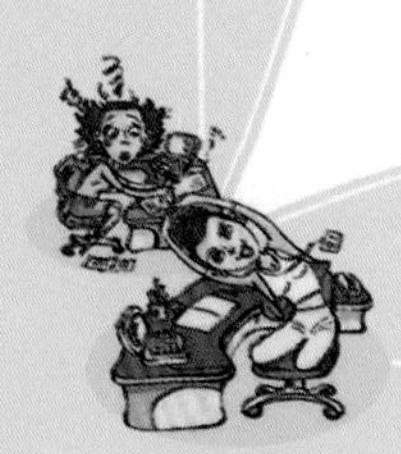

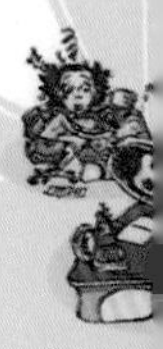

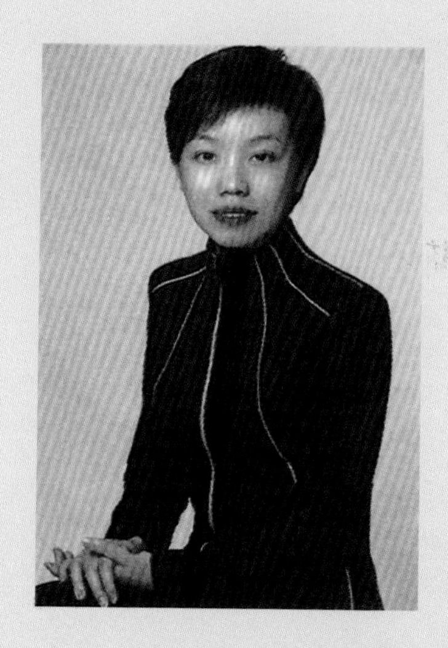

作者簡介

劉暘

北京蟬舟瑜伽館館長，就讀於英國瑜伽學院。學習期間，遊歷了荷蘭、德國、義大利、法國等國家。在汲取世界文化精粹同時，愈發堅定了致力於傳播東方文化——瑜伽的決心。回國後，她放棄優厚的工作待遇，創辦了北京第一家專業瑜伽館，為眾多渴求健康健美長壽者架橋舖路建平台，傳播健康之道。所屬「蟬舟」瑜伽品牌，已為眾多業內人士和瑜伽愛好者稱道。作為創辦者，她深知教學質量至關重要，為此將對外交流與選賢擇能有機結合；對外與世界知名瑜伽學院建立密切合作關係，邀請國際級知名瑜伽大師來京交流、講學；對內聘請資深瑜伽導師口傳身教，不定期送他們去印度瑜伽學院進修、深造。終使「蟬舟」擁有了一批以研究生學歷為首的高素質教練隊伍。為科學有效地普及瑜伽文化，她根據國內不同體質人群的不同生理特點和需求，編寫了這本生動有趣的瑜伽教材，以期造福更多人。

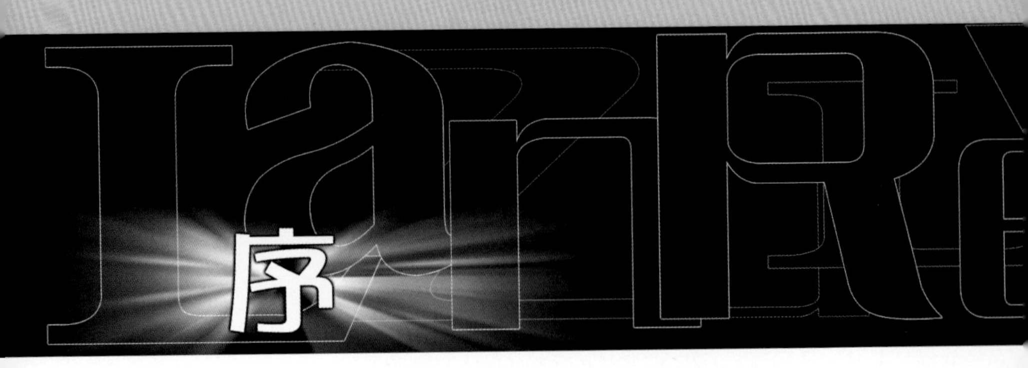

序

健康長壽，是人類的共同願望。爲達此目的，千百年來，人們創建了各種各樣的修練理論和方法。如導引、按蹺、服食丹藥、辟穀食氣；又如道家的致虛極、守靜篤，佛家的禪定，儒家的坐忘等等。而具有濃厚哲學色彩的古老而神奇的身心修練功法瑜伽，幾千年來雖常勝不衰，在中國却未能蔚成風氣。隨着中外文化交流向縱深發展，這一絢麗奇葩終於衝出神秘園、香飄中華。劉暘女士可謂辛勤傳花人。她頗具遠見卓識，在京城創辦了第一家專業瑜伽館。經過苦心經營，在北京已「吹皺一池春水」。預計一經連鎖加盟，有望波瀾壯闊開展普及。更令人欣喜的是，劉暘根據自己在國外的學習心得與教學經驗，以圖文並茂的形式將瑜伽功法深入淺出筆之於書，爲渴望健康長壽的人精心調製了一盤回味無窮的佳餚，它的健康價值將使人受益終生。

全書按天分節，一天一節，一星期七節，循序漸進，將七種功法順序排之：星期一：減肥瘦身；星期二：美體

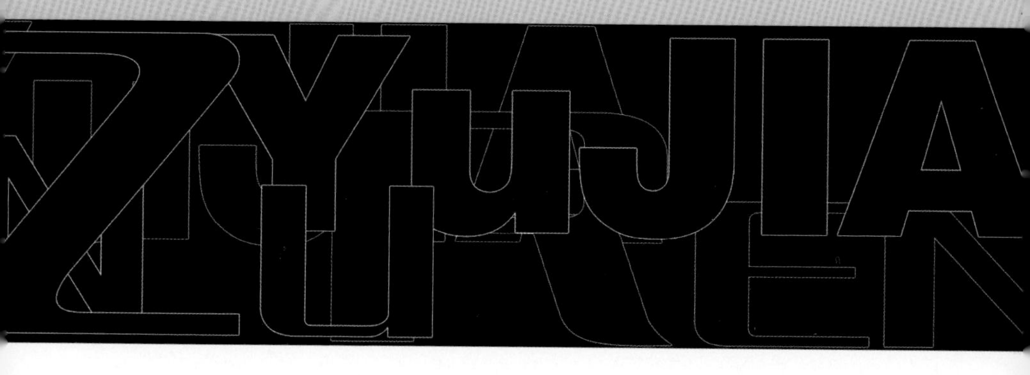

塑腿；星期三：排酸解痛；星期四：解壓舒心；星期五：明目美臀；星期六：運動熱身；星期日：美膚養顏。每種功法分 10 ~ 12 式。式式有圖，圖圖有解，清晰醒目，隨處可練。其功法雖然與五禽戲，八段錦等傳統功法姿勢動作有所不同，但其內養修爲則頗多共同處，皆遵人體氣血之循行規律，體現形神依存須臾不離的和諧統一，因爲練形與養神同樣重要，外功與內力皆不可偏廢。只有法於陰陽，和於術數，才能使「形與神俱而盡終其天年」。瑜伽既來自佛國，自然有佛法存焉。克己向善是其精髓，禪定守一是其關鍵。呼吸精氣獨立守神以練其內，熊經鳥伸婉轉肢體以練其外。如此堅持不懈，則浩然正氣得養，形骸與體魄俱健。近可提高生存品質，遠可達到益壽延年。完美如斯，何樂不爲。願廣大讀者與我共嘗健身美味。

中國中醫研究院教授、博士生導師陶廣正謹識

2003 年 4 月

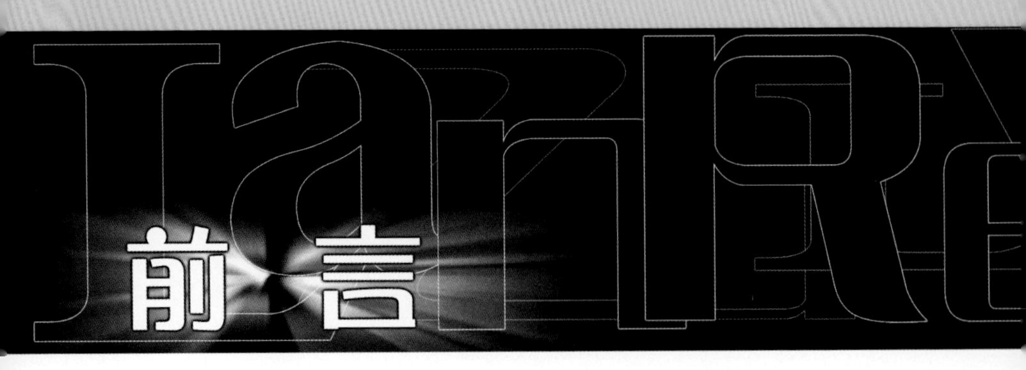

前言

有一種東西使你的身心在舒緩、優雅的肢體練習和空靈、悠深的思維冥想中得以淨化強健，這，就是神奇玄妙的瑜伽。它集健美、強身、修心、養性於一身，是人類在最原始的自然狀態下創造的一種身心雙修的方法。它分許多流派，各有側重：如注重身心的哈達瑜伽、注重哲學的智瑜伽、注重倫理的業瑜伽、注重心理的王瑜伽等等。本書介紹的就是最易被人們接受且廣爲流傳的哈達瑜伽(Hatha Yoga)。它以對身體的練習加上呼吸的訓練，輔以冥想爲主軸，倡導「健康的心靈應該源於健康的身體之中」的理念，受益者無不陶然其中。由於它屬於低強度的有氧運動，其獨特的柔韌性練習對人體的中心柱——脊柱以及其他部位的骨骼、關節、韌帶都有很好的鍛鍊效果；對改善提高心血管系統、呼吸系統、免疫系統、骨骼系統功能也不無益處；尤其瑜伽倡導的語音冥想對調節中樞神經系統、緩解精神壓力更有不可忽視的作用。

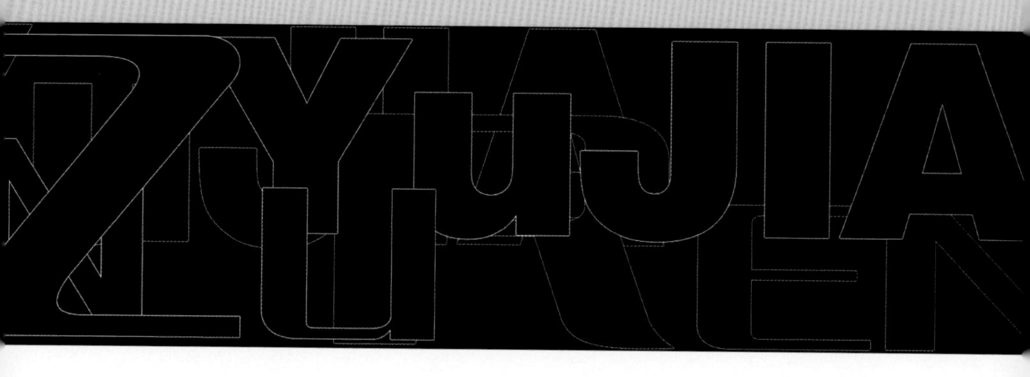

針對廣受歡迎的哈達瑜伽派系特點，結合上班一族緊張高速的工作節奏，筆者編寫了這本精簡實用、生動有趣的書。你只需準備一把椅子、一尺見方空間、幾分鐘時間，身心便可得以徹底放鬆。

如果你從未練習過瑜伽，翻開第一頁前，我們還要提醒你幾句：開始時一定要量力而行，不要將自己與他人比較，更不必强求非達到書中教練員示範的完美姿態不可。因爲瑜伽世界是没有壓力的世界，追求的是自然，注重的是練習過程中的身心感受，遵守的是循序漸進的自然法則。只要你持之以恒，哪怕每天只練習幾個姿勢，兩三個月下來，就會驚喜地發現自己已能輕鬆自如地完成過去想也不敢想的動作，進而體會到自身由内而外發生的巨大變化。

好了，就讓我們從本書開始，從嘗試第一個瑜伽動作開始吧！生活將由此改變，生命品質將由此提升。當瑜伽成爲你不可或缺的生活方式時，健康快樂將伴隨你一生。

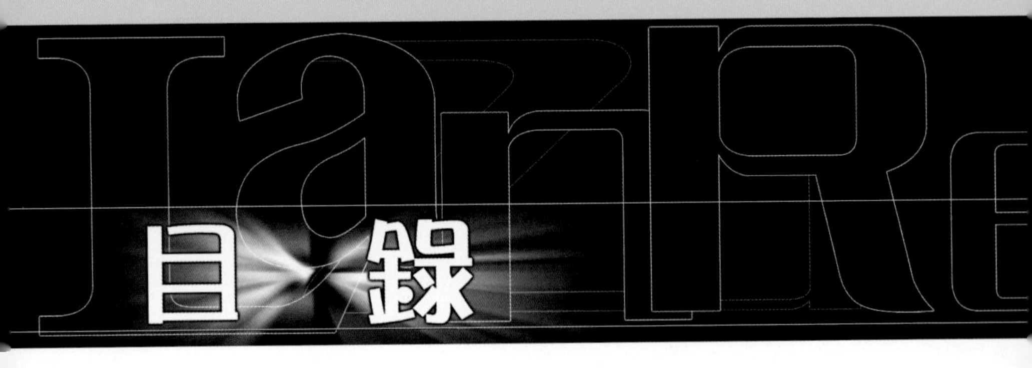

目錄

星期三　排酸解痛瑜伽

星期四　解壓舒心瑜伽

目錄

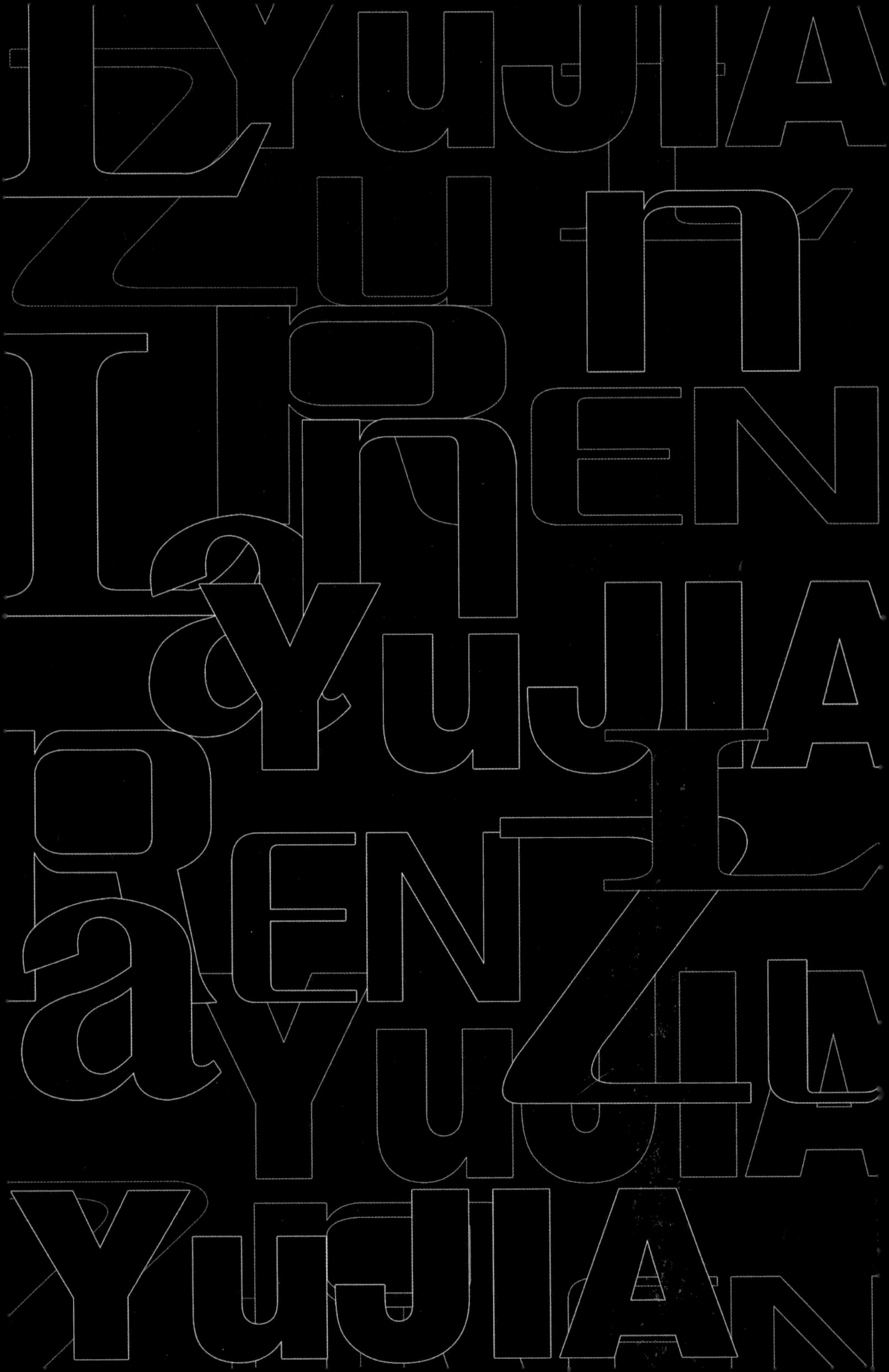

要领

:: 1. 動作緩慢柔軟、步驟分明。禁止他人生拉硬拽、隨意加快動作，做到心隨身動。

:: 2. 動作頻率和呼吸節奏協調一致，形成整體運動。

:: 3. 緊張、放鬆交替進行。集中精神、配合呼吸。

:: 4. 達到每種姿勢後，保持一段時間。

:: 5. 空腹狀態練習，練習前後 1 小時勿沐浴。

:: 6. 除非特別説明，應用鼻而非嘴呼吸。

:: 7. 身體發生强烈震顫、或感到痛苦，則應放鬆休息或按摩。

:: 8. 正確的練習動作以達到限度或舒適爲度，不必强求。

:: 9. 認真體會每個姿勢對自己身體的刺激及體内産生的感覺。

:: 10. 身體有嚴重損傷或年齡較大的人或患有某些疾病的人（如高血壓）應先徵詢醫生意見，再決定是否做這些動作。

:: 11. 練習時如發生關節等部位的響聲，説明身體正變得靈活鬆動。不必擔心。

:: 12. 動作練習選擇應保持前後、左右對稱，防止疲勞、受傷。

星期一

減肥瘦身瑜伽

LanRenZu YuJIA

∷　休息了一個週末，第一天上班，忽然間發現自己的體重又上升了。這可不是一件好事，怎麼辦呢？別急，快來練一練上班族減肥瘦身瑜伽吧！

∷　減肥瘦身瑜伽可不是讓你節食喲，而是在合理飲食的同時透過適當的瑜伽練習來燃燒掉體內過多的脂肪。

∷　準備好一把椅子，花5～10分鐘，練一練下面的動作，持之以恒，不僅可使身材變苗條，還能改善體質呢！

動作一：椅上半月式

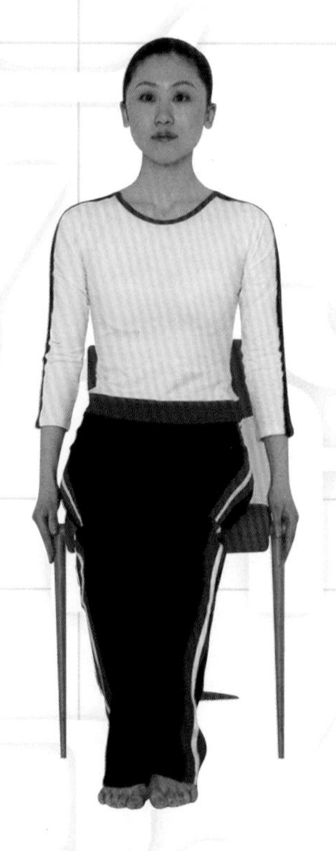
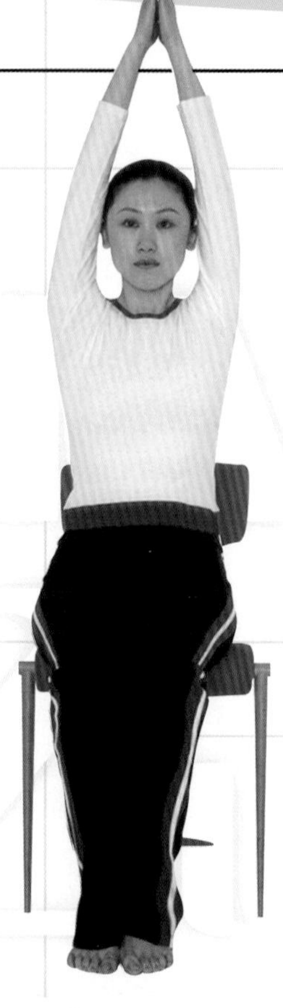

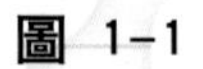

圖 1-1　　　　圖 1-2

1. 雙腿併攏，坐於椅前1/2處，雙手自然下垂，挺直上體，深呼吸。(圖 1-1)

2. 吸氣，五指併攏，雙手合掌於頭上，伸直兩臂。(圖 1-2)

3. 慢慢呼氣，上體右側彎，但不可前傾或後仰，到達最大限度時停留，做深呼吸。(圖 1-3)

4. 回到 2.，重複做另一側。(圖 1-4)

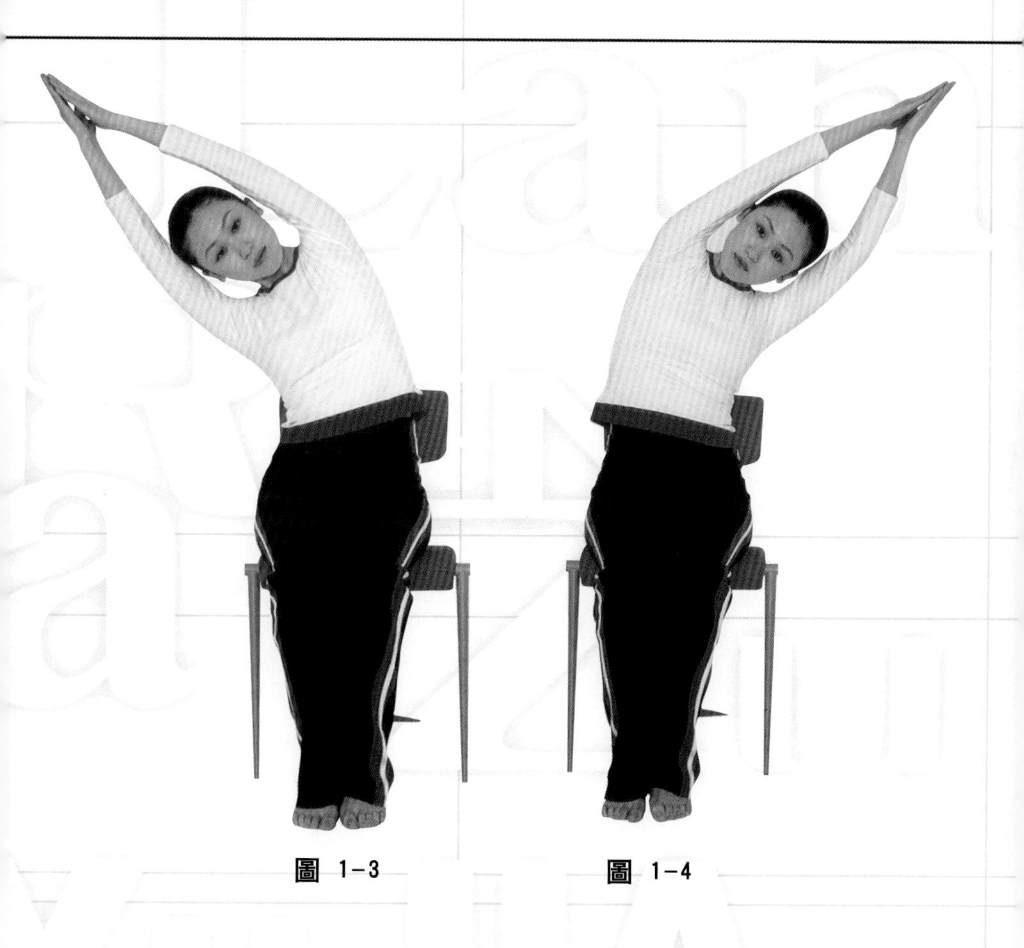

圖 1-3　　圖 1-4

功效：充分伸展雙臂以及身體兩側的肌肉、筋骨，可以有效地燃燒雙臂、腰側的脂肪，使身體曲線優美，特別是美化手臂線條，使腰部更加纖細。

提示：每次兩側各做 2 ~ 3 次，每天做 3 ~ 5 次。

動作二：椅上單脚V字式

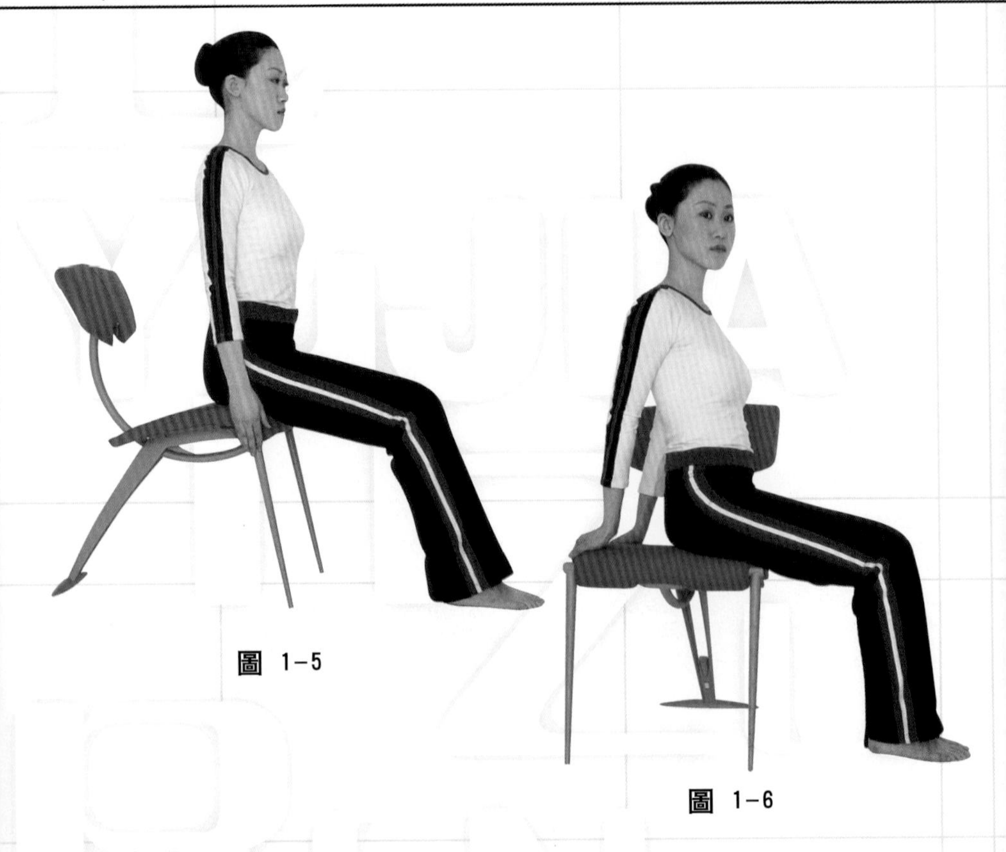

圖 1–5

圖 1–6

1. 雙腿併攏，坐於椅前1/3處，雙手自然下垂，挺直腰背，深呼吸。(圖 1–5)

2. 雙手向後抓住椅子以穩固身體重心。(圖 1–6)

3. 吸氣，腰背保持挺直，右腿伸直向上抬高，綳脚尖，慢慢呼氣，雙手放鬆，腰、腹、腿肌力使勁，停留數秒，深呼吸。(圖 1–7)

4. 回到 2.，重複做另一側。(圖 1–8)

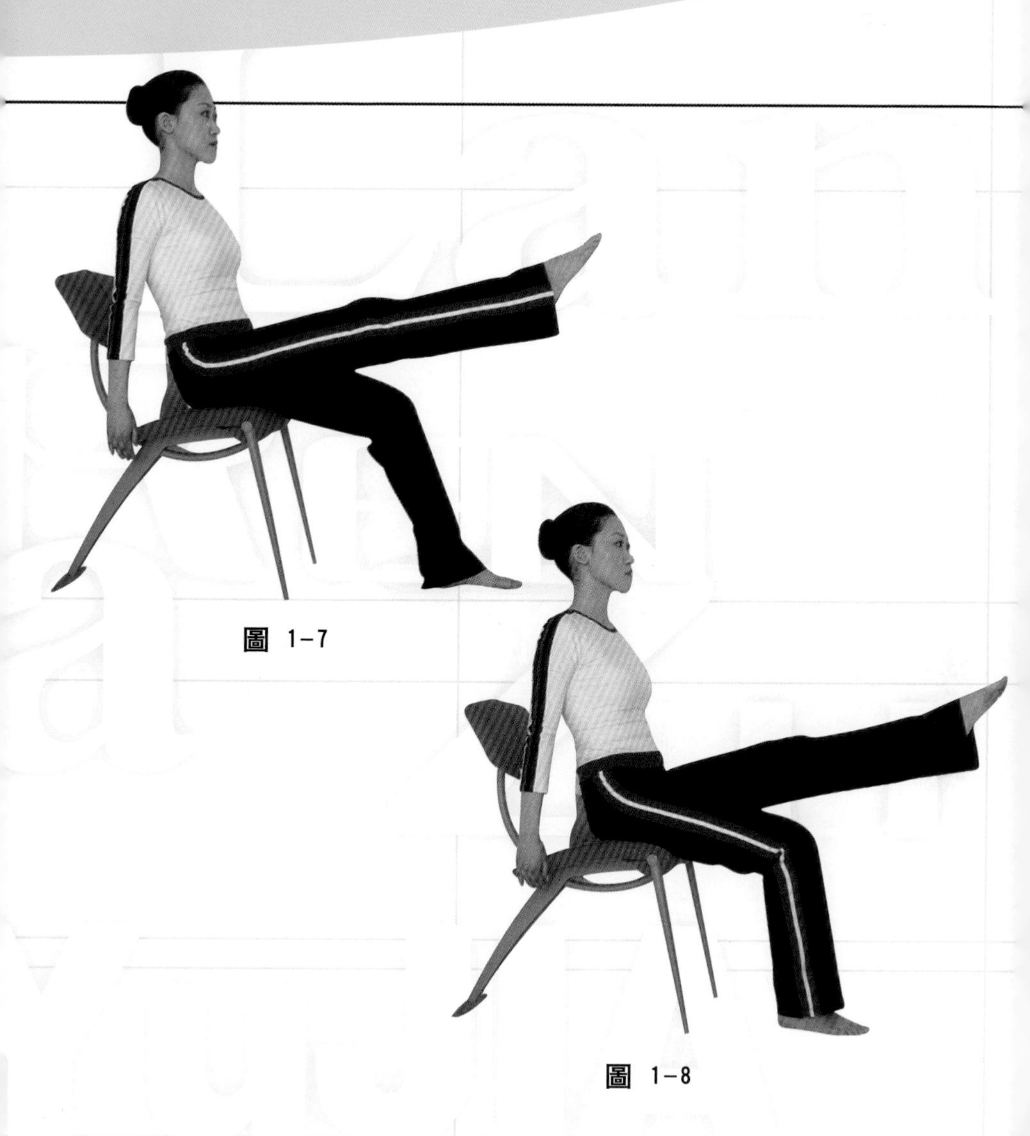

圖 1-7

圖 1-8

功效：針對下肢練習，可以消除大腿多餘的脂肪與贅肉，及有效消除下腹部的脂肪。

提示：每條腿各做 3 ~ 5 次，每天做 3 ~ 5 次。

動作三：椅前伸展式

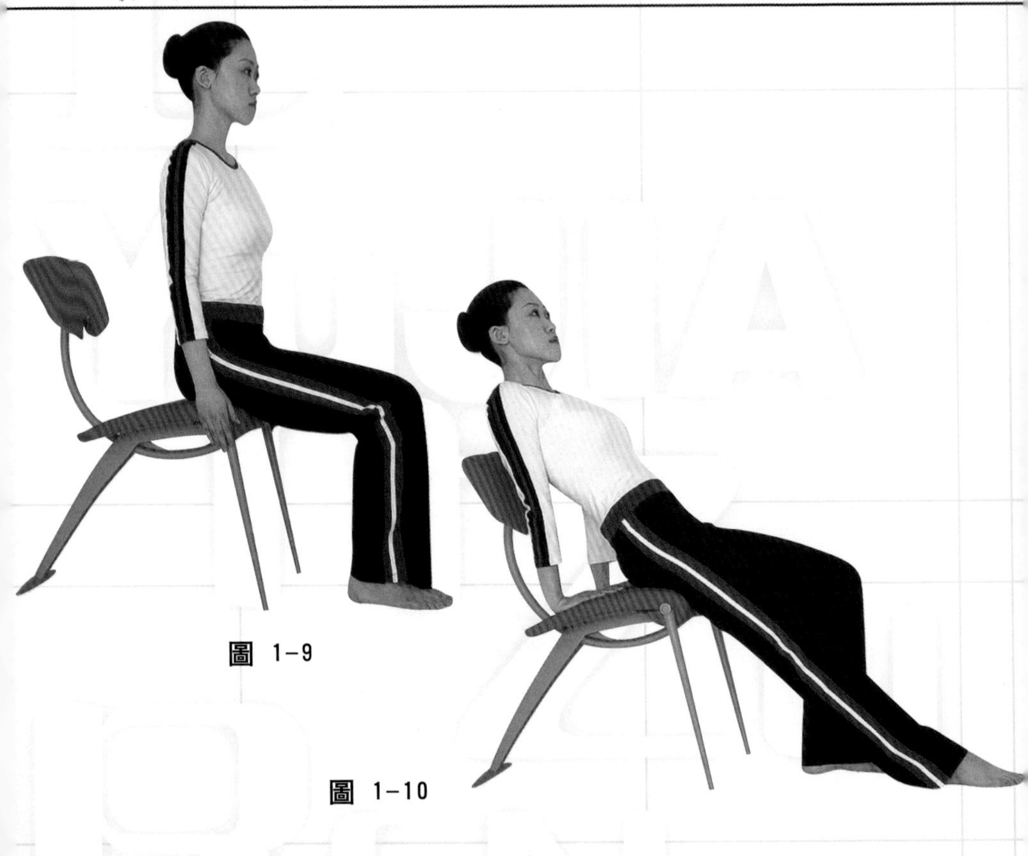

圖 1-9

圖 1-10

1. 雙腿併攏，端坐於椅前1/3處，深呼吸。(圖1-9)

2. 上體後傾，雙手撐椅面，十指向前，呼氣，收緊腹部，右腿向前平移。(圖1-10)

3. 兩脚前移，直至兩腿伸直，雙臂撐直於椅面，兩臂及雙脚支撐體重。(圖1-11)

4. 仰頭，挺胸，向上送腰，正常呼吸。保持15～30秒，呼氣，回到1。(圖1-12)

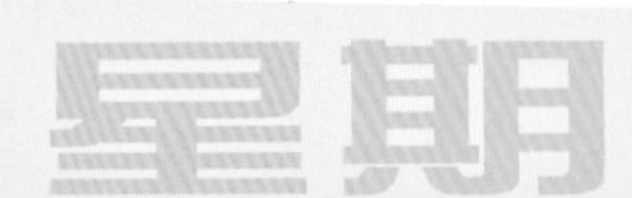

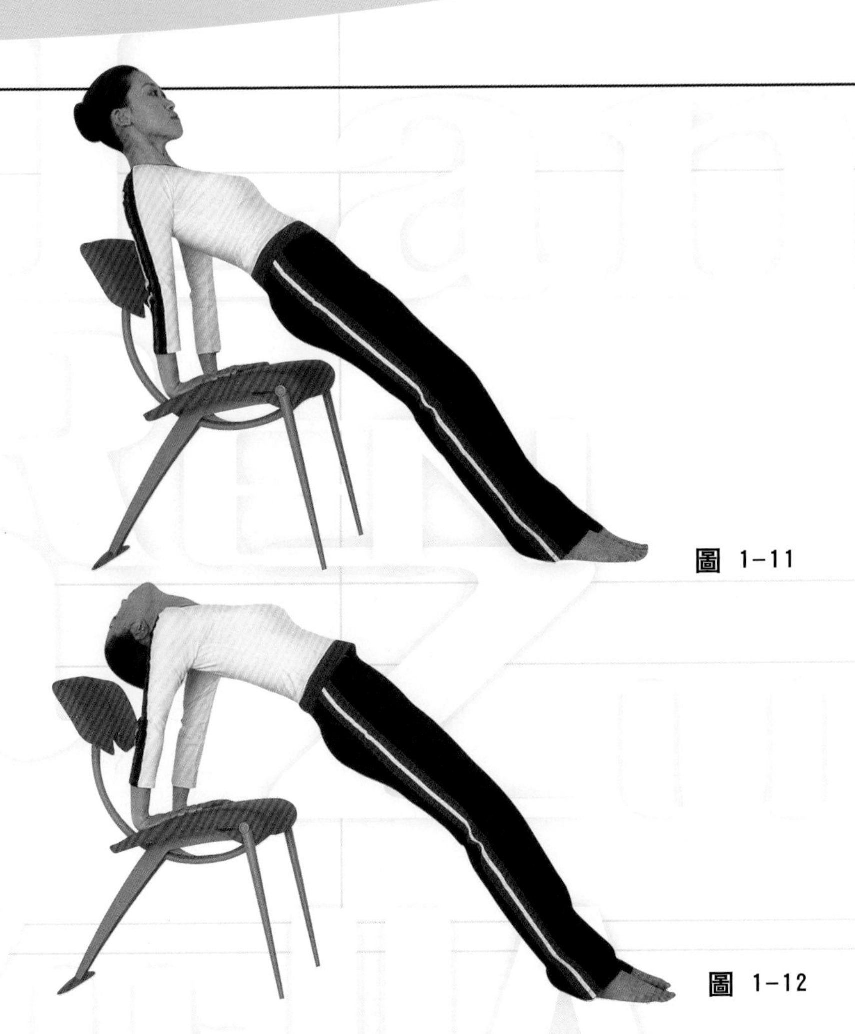

圖 1-11

圖 1-12

功效：充分擴展胸、腹部，伸展雙腿，加強兩腕及踝關節肌肉力量，增加骨盆及肩關節活動性。可以有效改善血液循環，促進四肢，特別是腹部的脂肪燃燒。塑造迷人身材。

提示：休息1～2分鐘後，再重複做，每天做3～5次。

動作四：椅前下蹲式

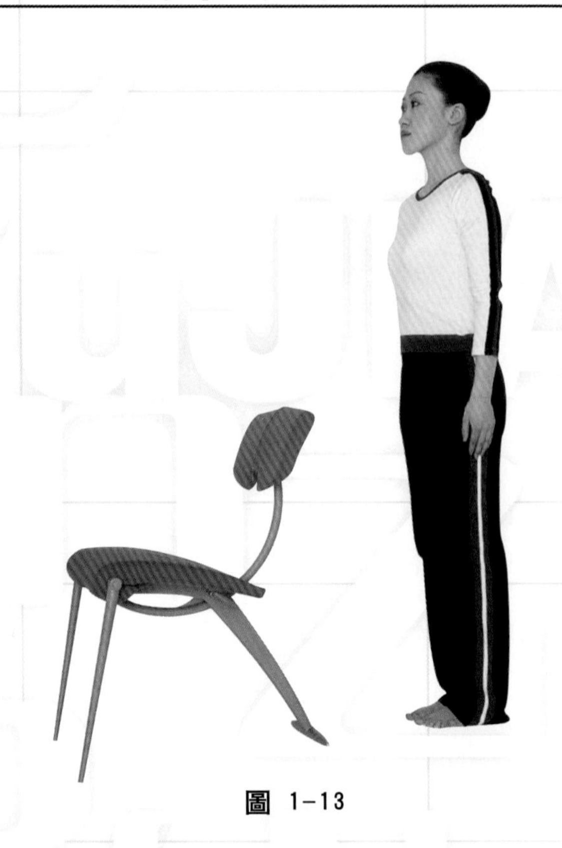

圖 1-13

1. 雙脚併攏，面向椅背正立。(圖 1-13)

2. 雙手扶椅背，深呼吸。雙腿向後退一步，雙臂伸直，屈膝吸氣。(圖 1-14)

3. 呼氣，慢慢下蹲，直至大腿與地面平行。(圖1-15)

4. 吸氣，回到 2.，重複 2. 3. 數次，直至腿部微酸。還原放鬆。

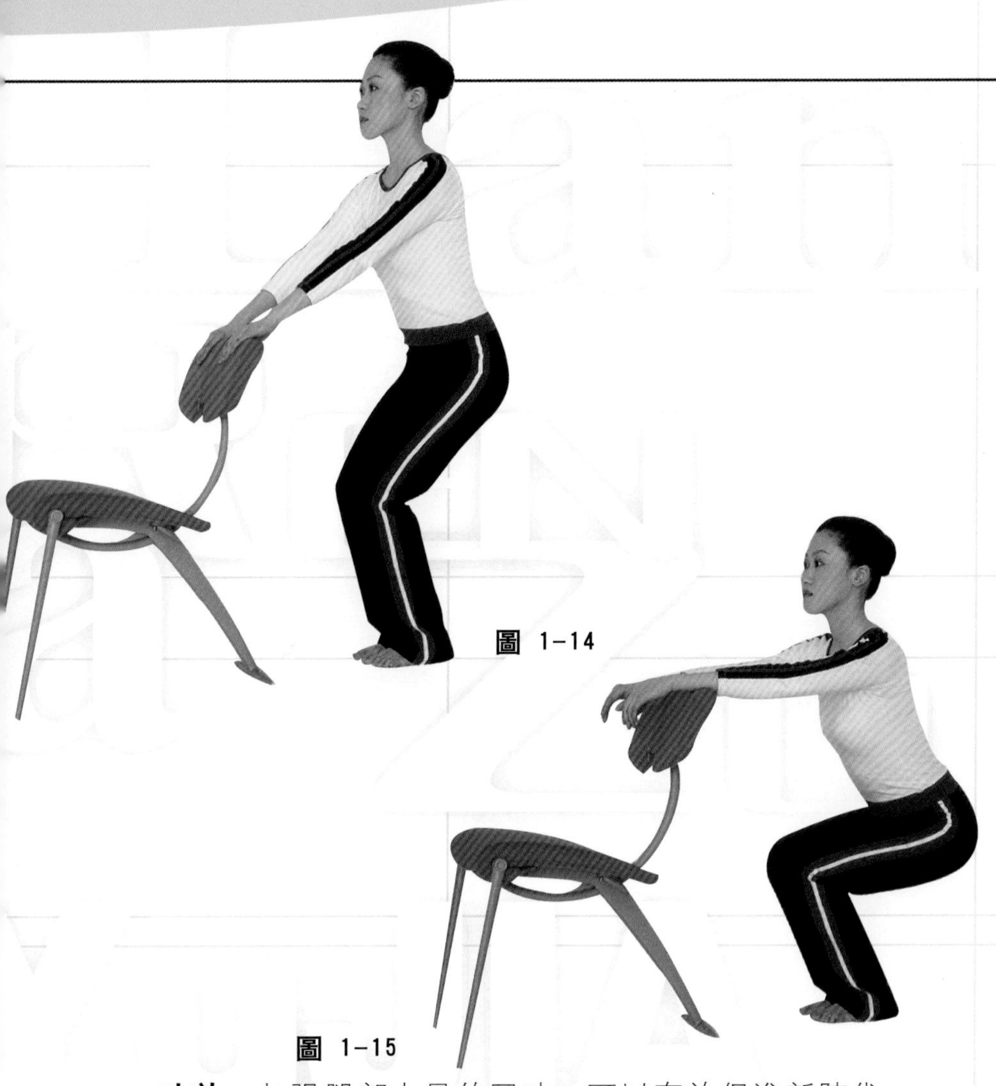

圖 1-14

圖 1-15

功效：加強腿部力量的同時，可以有效促進新陳代謝，改善全身血液循環，柔軟肩關節，達到減肥及塑身功效。

提示：每天做3～5次，每次動作速度不要太快。

動作五：椅前眼鏡蛇式

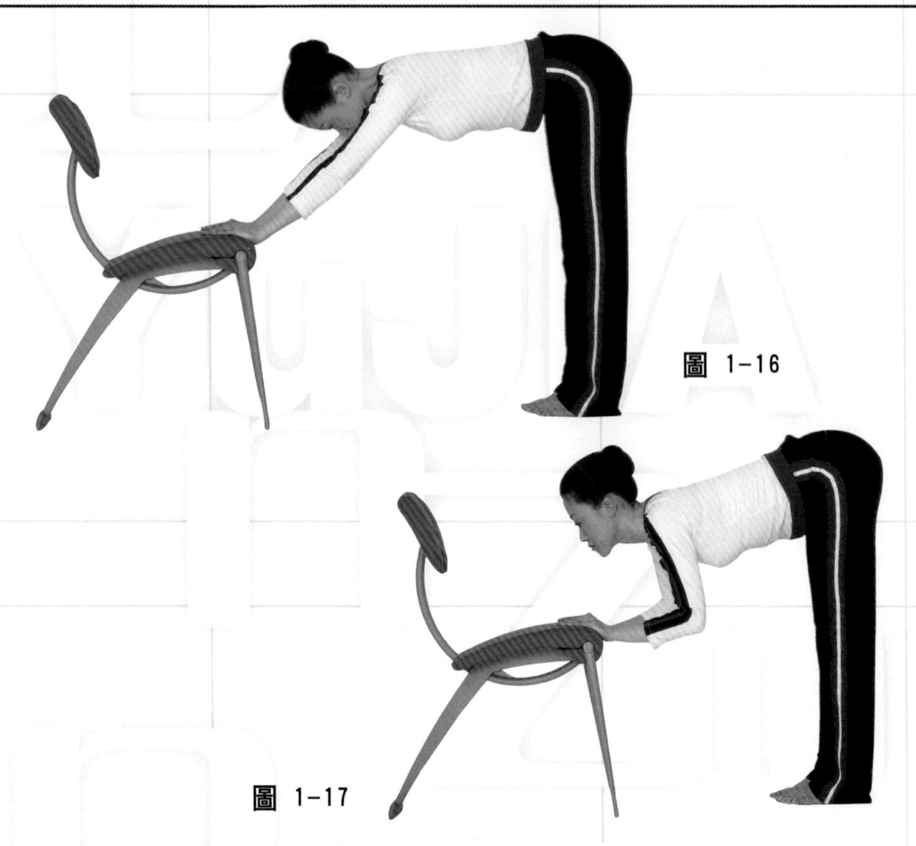
圖 1-16

圖 1-17

1. 立於椅前一步遠附近，上體前傾，雙手扶椅。（圖1-16）

2. 吸氣，下腰挺胸，抬頭，肘部微屈。（圖 1-17）

3. 雙腳後撤，雙臂雙腿伸直，腳跟抬起，眼盡量向上看，深呼吸，堅持5～10秒。（圖 1-18）

4. 深呼吸兩次後，將頭轉向左方，兩眼注視身體後方，堅持5～10秒後，頭部回到正中。再轉向另一側做，重複之後放鬆休息。（圖 1-19）

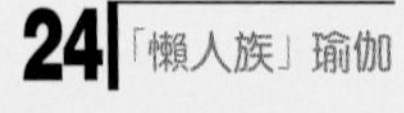

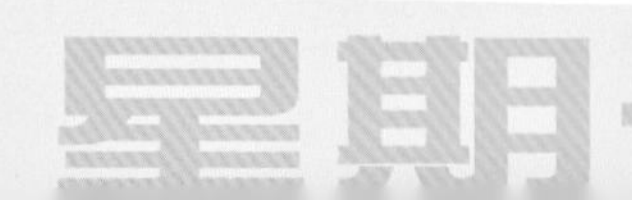

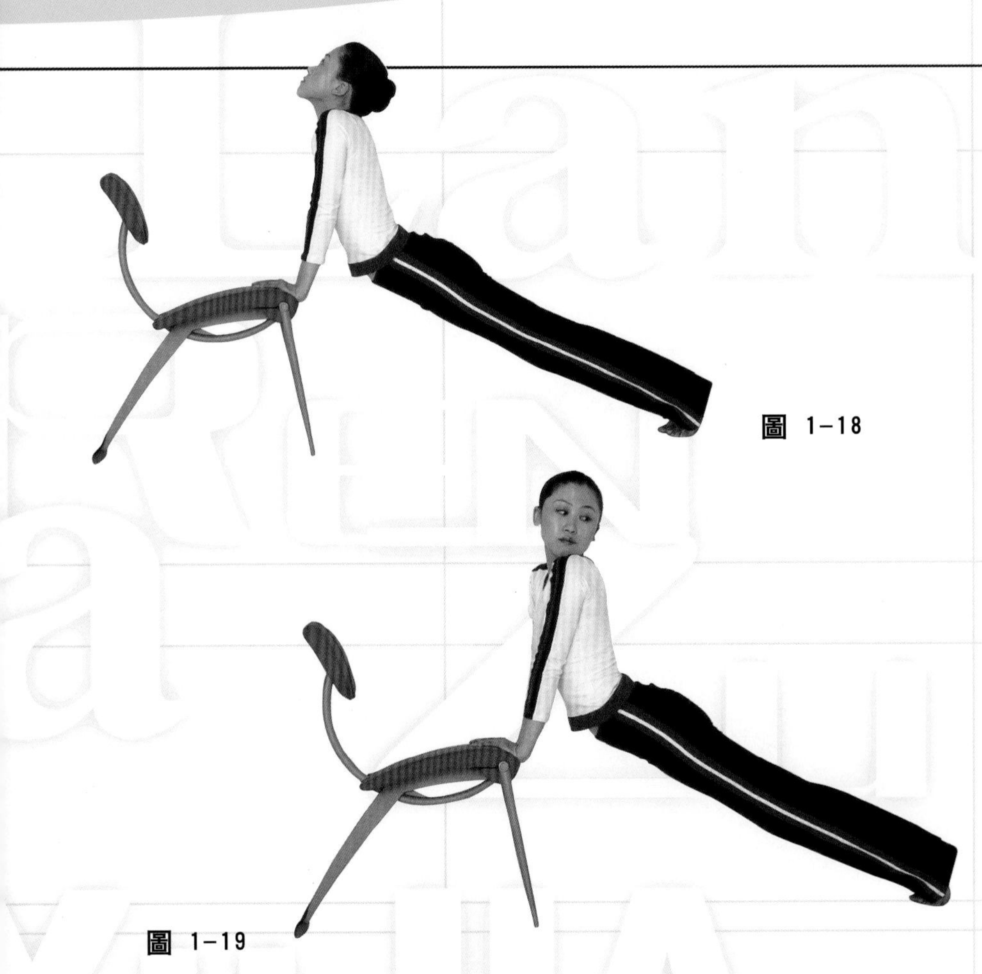

圖 1－18

圖 1－19

功效：充分鍛鍊頭、頸、胸部、腹部和雙腿肌肉，並利於消除以上部位的脂肪堆積。同時亦可治療背部，頸部的僵硬與不適。滋補腎臟功能，促進消化，緩解便秘。

提示：轉頭同時，上身也要略微向同一側轉動。患有胃潰瘍、疝氣、腸結核、甲狀腺機能亢進的人禁做此式。每天做3～5次。

動作六：椅旁踢腿式

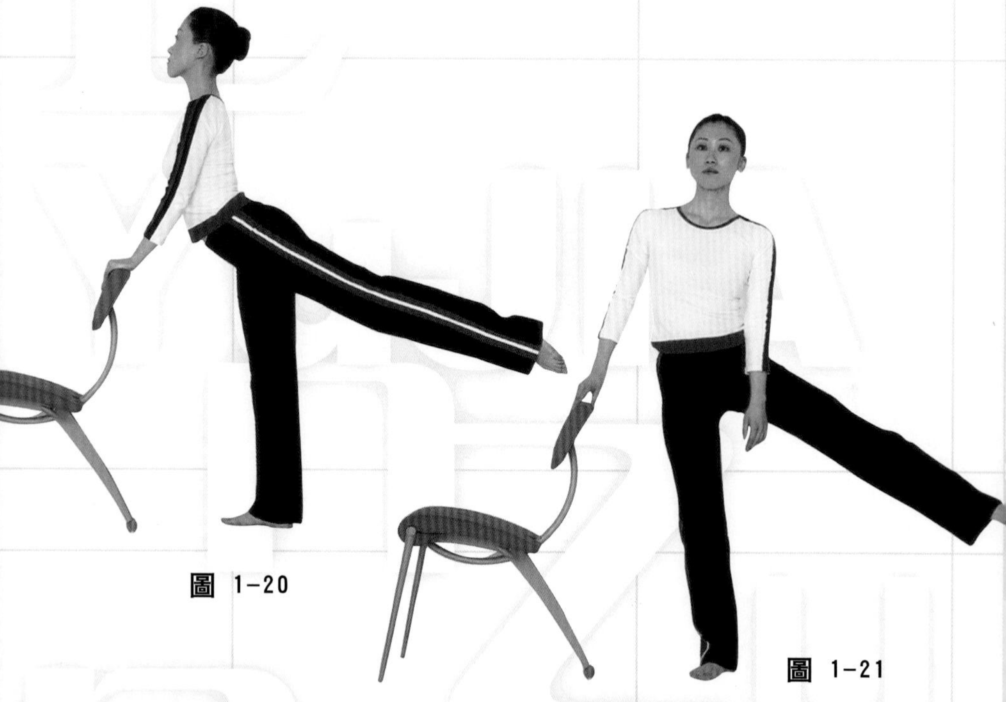
圖 1-20

圖 1-21

1. 正立於椅前一步遠附近，雙手扶椅背，雙腿依次向後伸展，到達極限後保持20～30秒。還原放鬆。(圖1-20)

2. 側對椅背，一手扶椅背，將外側腿向外伸展，到達極限後保持20～30秒，還原放鬆，轉體，伸展另一側腿。(圖 1-21)

3. 側對椅背，一手扶椅背，雙腿依次向對側內收，到達極限後堅持 20 ～30 秒，還原放鬆。(圖 1-22)

4. 側對椅背，一手扶椅，外側腿向上慢慢抬起，到達極限後保持20～30秒，還原放鬆，轉體，抬另一側腿。(圖1-23)

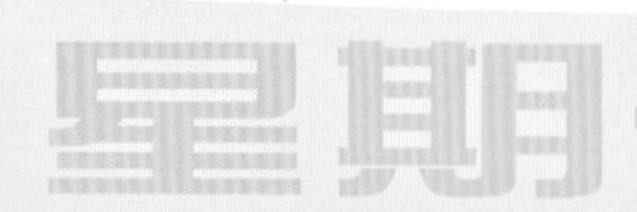

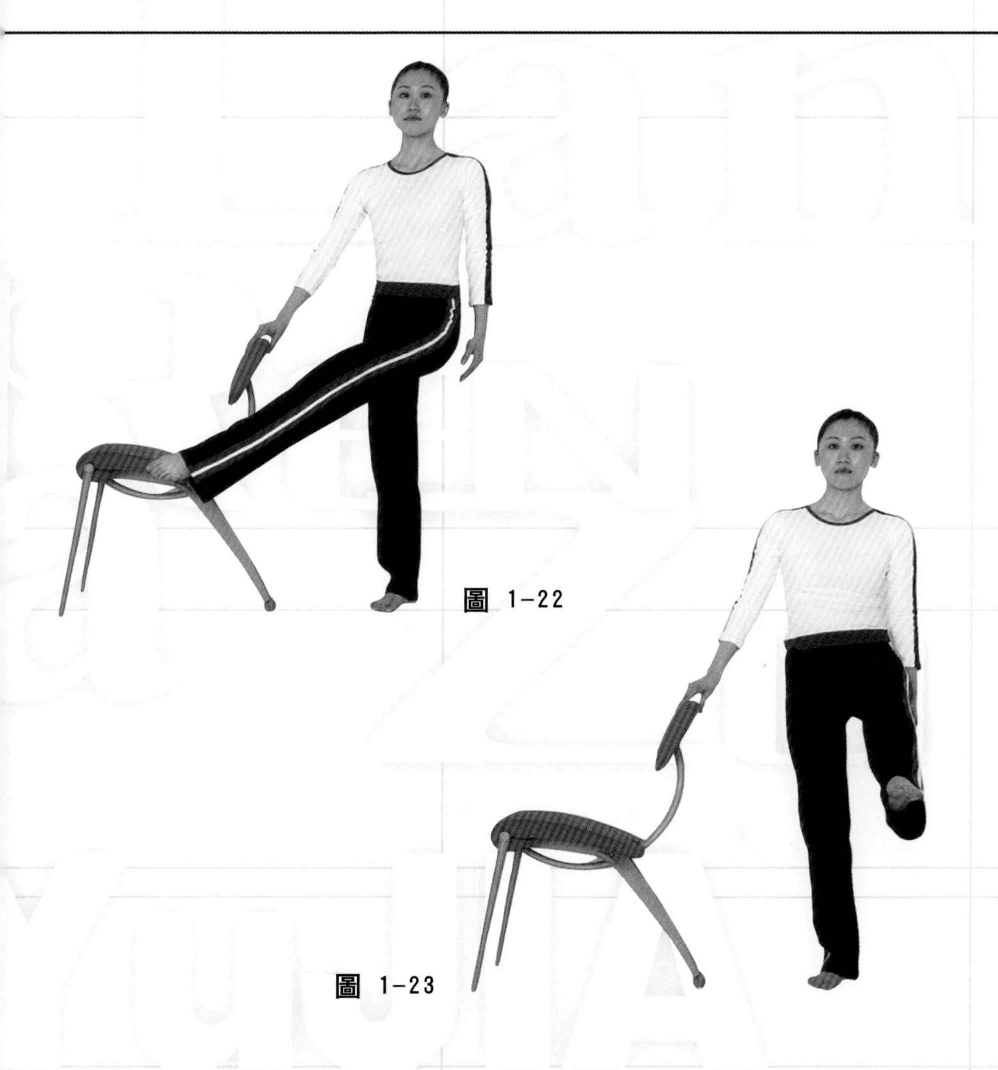
圖 1-22

圖 1-23

功效：有效去除大腿內側及前後部的脂肪，亦有提臀收腹之功效。

提示：每條腿做3～5次練習，達到酸脹感最好。

動作七：椅旁戰士第一式

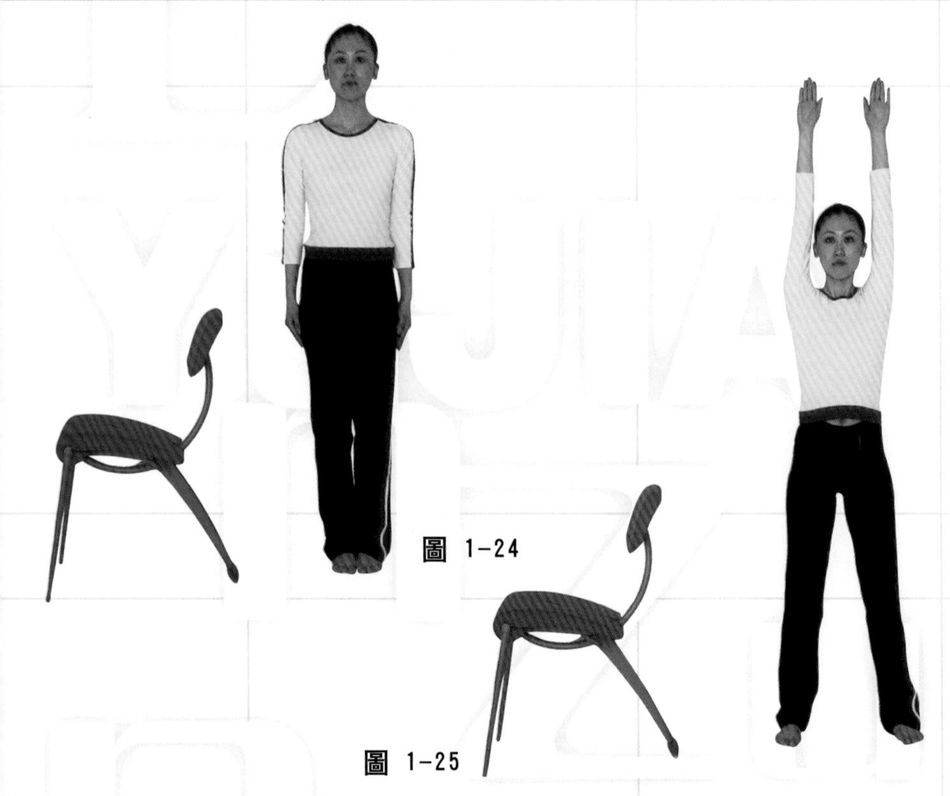

圖 1-24

圖 1-25

1. 站立於椅背前一步遠處，深呼吸，右肩對椅背。（圖 1-24）

2. 吸氣，雙臂自體側上舉至頭上方。兩腿分開，略寬於肩。（圖 1-25）

3. 呼氣，將右腳及上體向右轉 90°，左腳轉約 30°，雙手放於椅背上。（圖 1-26）

4. 然後屈右膝，直至大腿與地面平行，小腿垂直於地面。左腿向後伸直，深呼吸保持20～30秒，回位，重複另一側。（圖 1-27）

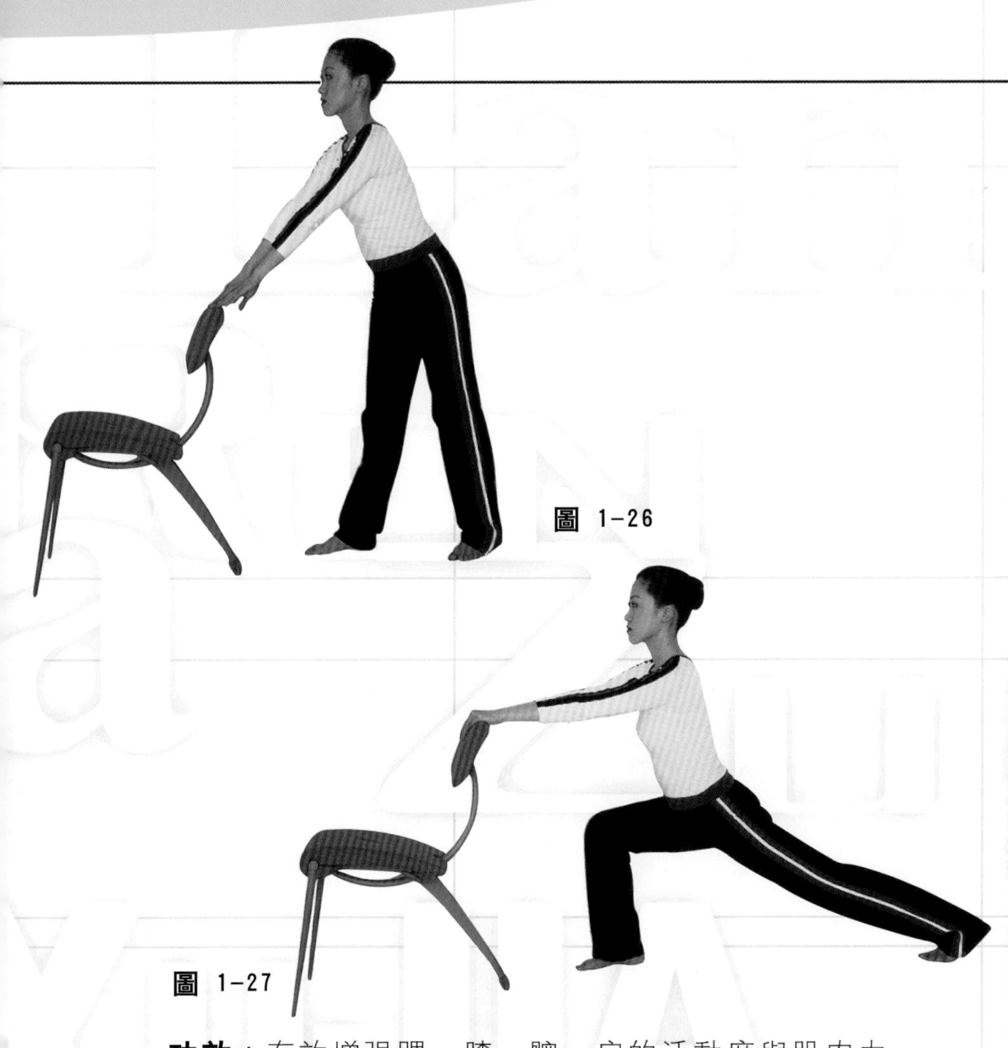
圖 1-26

圖 1-27

功效：有效增強踝、膝、髖、肩的活動度與肌肉力量，特別有利於消除髖部的脂肪。亦可增強平衡力、注意力。

提示：心臟病患者禁做此式。每次每條腿各做２～3次。每天做2～3次。

動作八：椅旁戰士第二式（第三式）

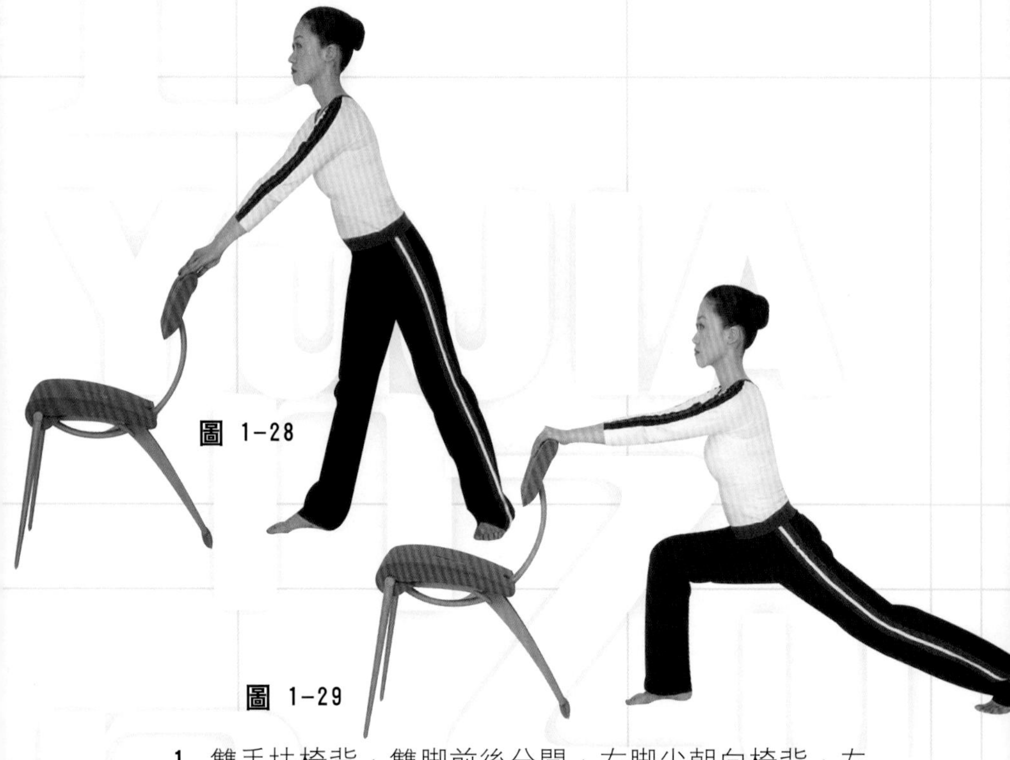

圖 1–28

圖 1–29

1. 雙手扶椅背，雙腳前後分開，右腳尖朝向椅背，左腳與右腳呈 30°，上體面向椅背，深呼吸。（圖 1–28）

2. 呼氣，屈右膝至大腿與地面平行，左腿向後伸直。（圖 1–29）

3. 同時，左手向左側打開，手臂與地面平行，保持30秒鐘，回位，重複另一側。（圖 1–30）

4. 另一種變體由 2. 開始，呼氣，上體前傾，伸直右腿，將左腿抬起，讓雙臂上體和左腿形成一條直綫與地面平行，保持 15 ～20 秒，深呼吸。呼氣，回位，重複另一側。（圖 1–31）

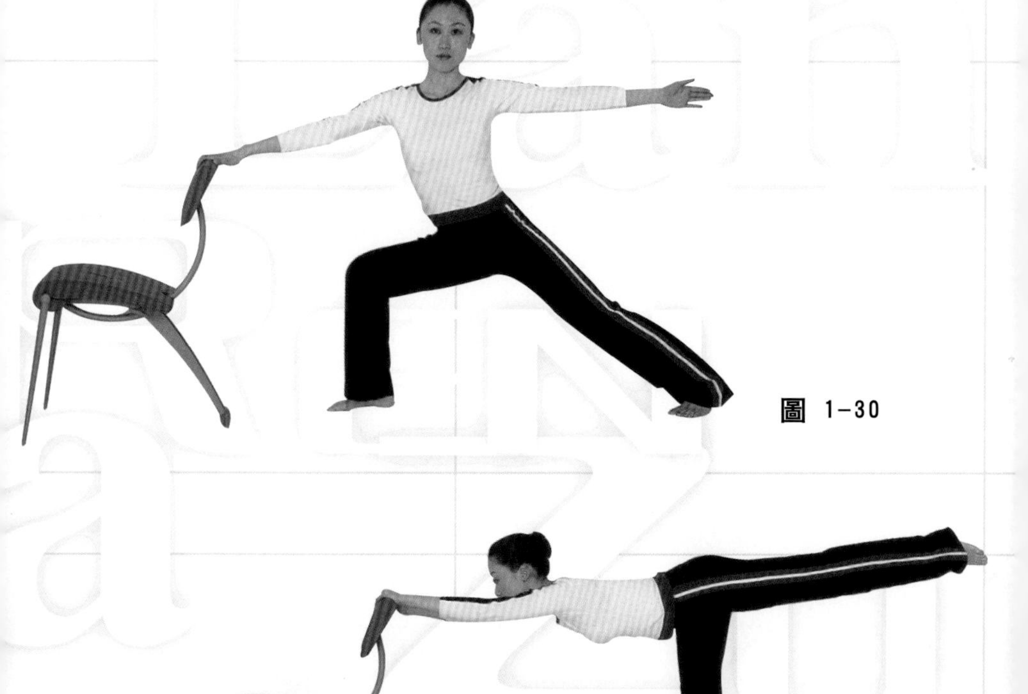

圖 1-30

圖 1-31

功效：功效同椅旁戰士第一式。除此，還可增強大小腿肌肉柔韌度，增進平衡能力，去除腰、腹及下肢多餘脂肪。

提示：高血壓病人慎做椅旁戰士第三式，心臟病病人禁做此式。每天做2～3次。

動作九：椅上分腿式

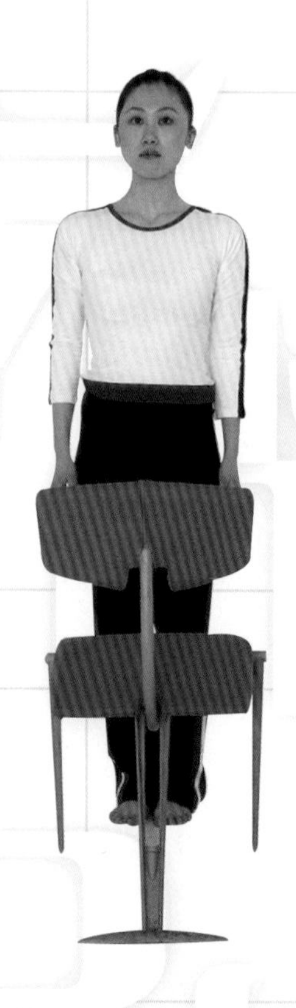

圖 1-32

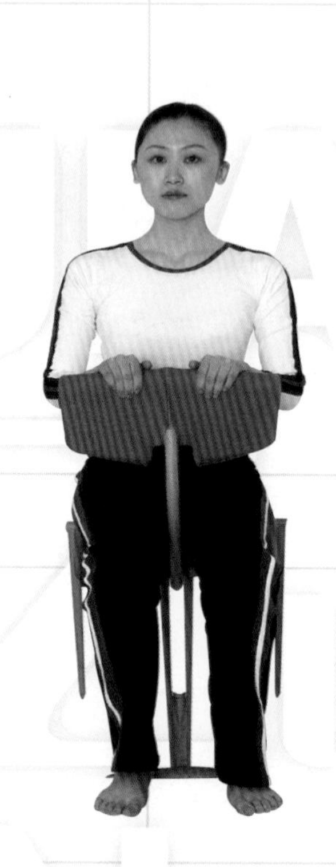

圖 1-33

1. 雙脚併攏，正立於椅前，深呼吸。(圖 1-32)

2. 面向椅背跨坐於椅上，雙脚着地，雙手扶椅背。(圖1-33)

3. 吸氣，向兩側伸直兩腿，綳脚面。(圖 1-34)

4. 緩慢呼氣，抬高雙腿，成一直綫，停留數秒，深呼吸，還原放鬆。(圖 1-35)

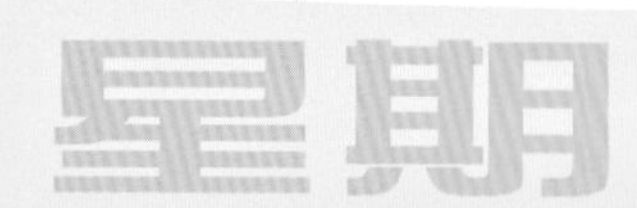

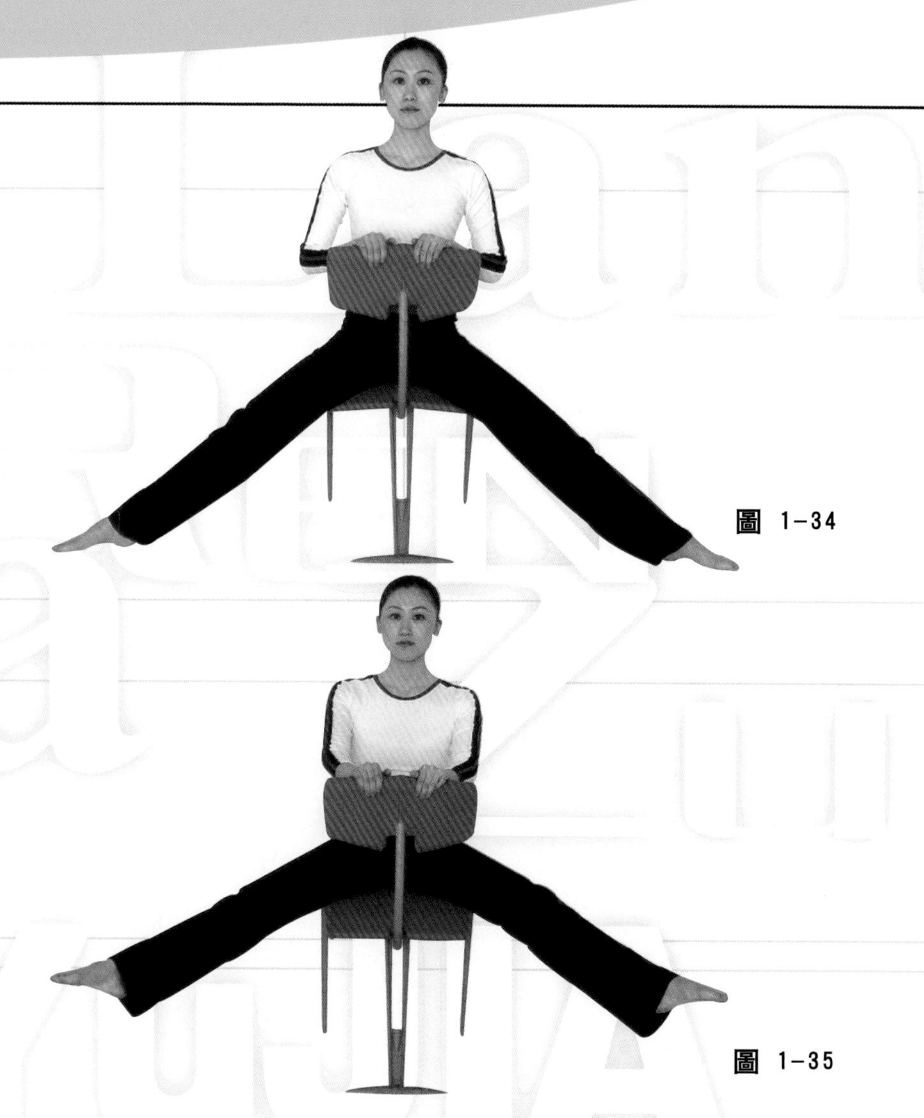

圖 1-34

圖 1-35

功效：有效去除大腿內側贅肉。預防因長期久坐引起的下身肥胖，美化下身線條。

提示：每天做3～5次，持續1～2週臀部即有收緊感。

動作十：椅後肘觸膝式

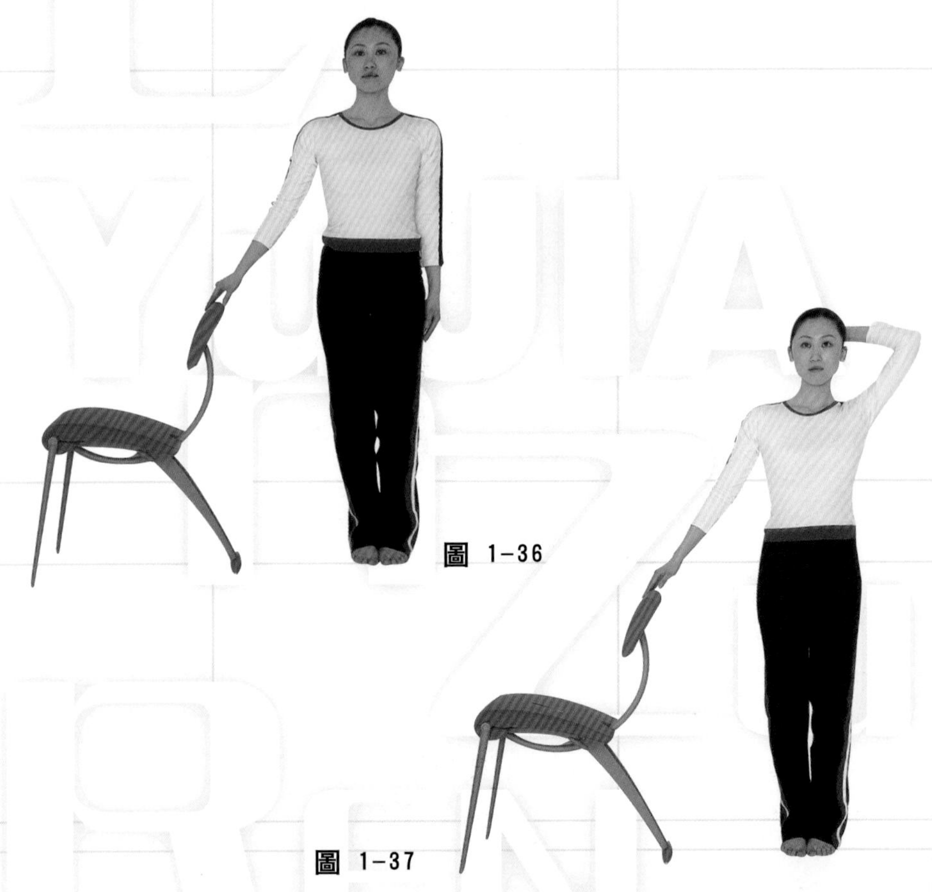

圖 1-36

圖 1-37

1. 雙脚併攏，側對椅背，挺直腰背，深呼吸。（圖 1-36）

2. 吸氣，抬左手，放於頭後。（圖 1-37）

3. 左腿屈膝外展，脚尖下壓。（圖 1-38）

4. 呼氣，左膝上抬，左肘向下，與左膝相觸，停留數秒，深呼吸。還原放鬆，重複另一側。（圖 1-39）

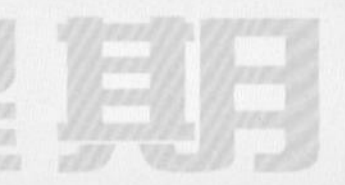

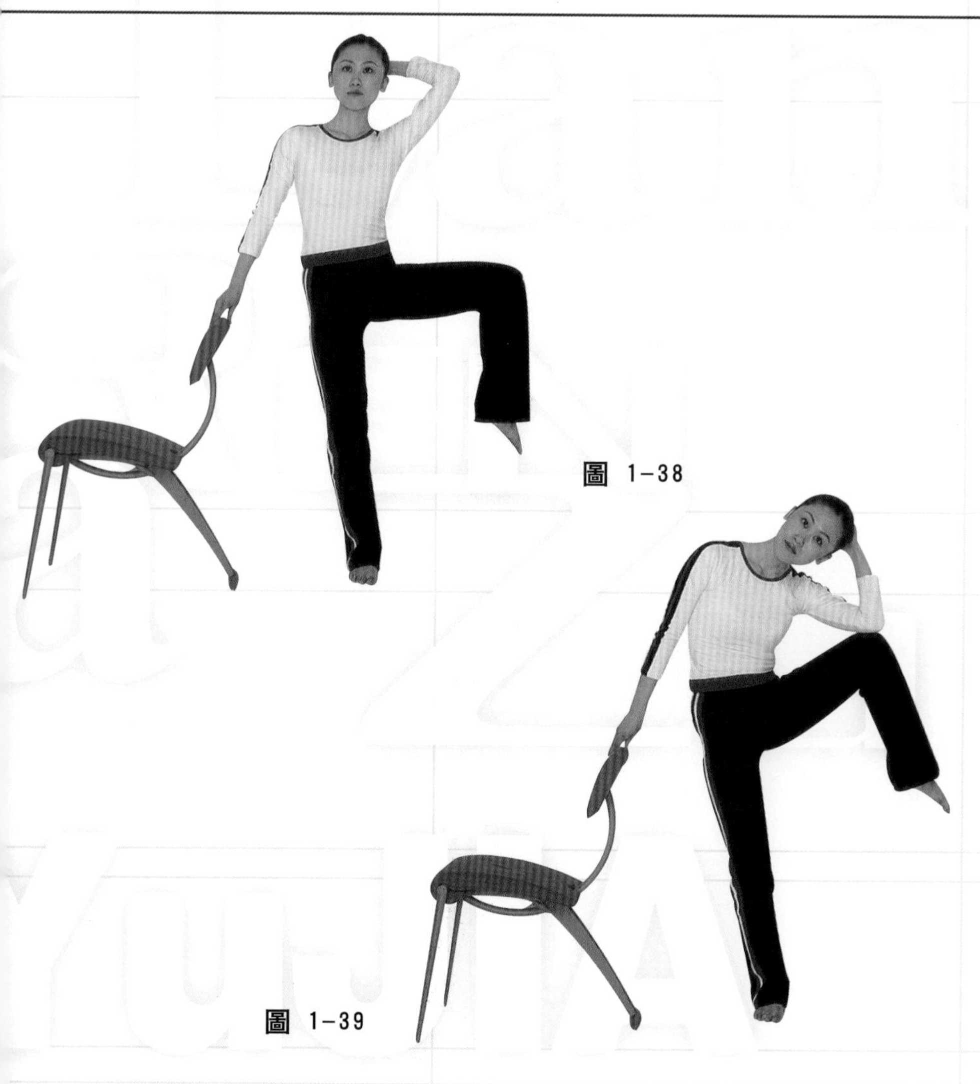

圖 1-38

圖 1-39

功效：有效去除腰部兩側的贅肉，纖細腰圍。

提示：每天做 3 ~5 次，持續 1 ~2 週腰部即有收緊感。

星期二

美體塑腿瑜伽

Lan Ren Zu Yu Jia

∷　　每天上班自然要精力充沛、信心十足。對於女士而言，擁有健康修長的雙腿會讓自己信心百倍。自然啦！上司與同事也會對你「倍加關注」。

∷　　美體塑腿瑜伽從上到下、從前到後、從內到外，充分鍛鍊你腿部每根線條，長期堅持練習， 無論何種原因（遺傳因素或職業關係）導致的粗腿都可得到根本改善。還等什麼，趕快行動，塑造你的美腿吧！

動作一：坐位提踵式

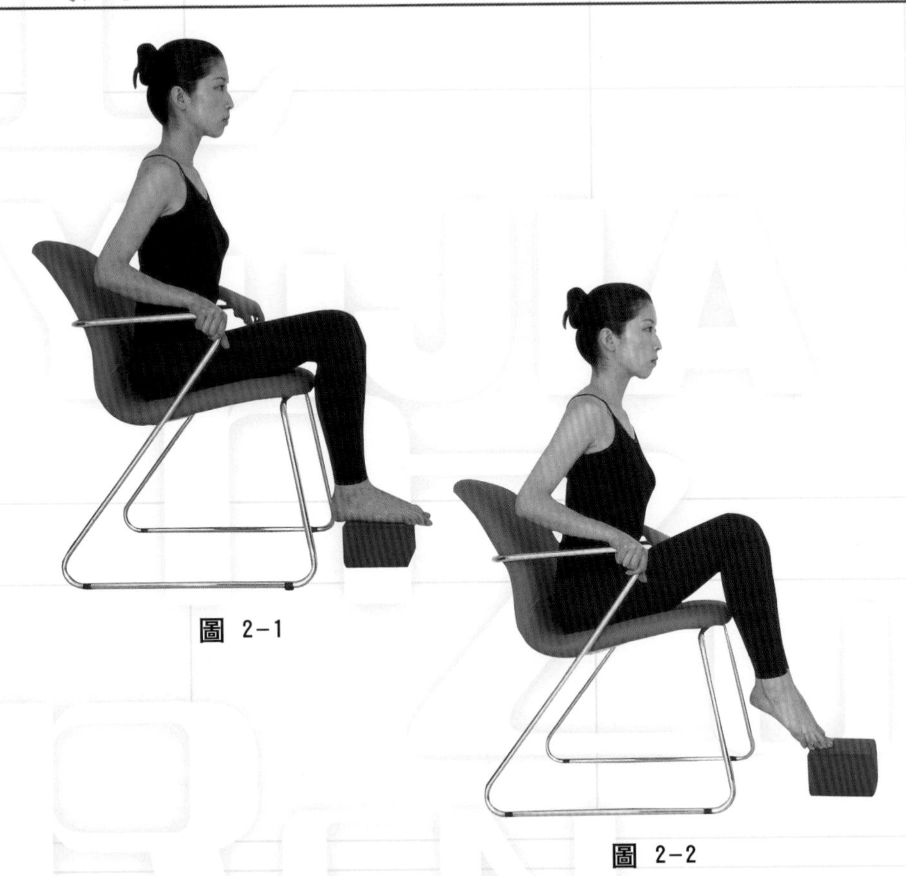

圖 2-1

圖 2-2

1. 坐滿椅子，挺直腰背，雙脚放於椅前地上高約10公分的書本上，做深呼吸。(圖 2-1)

2. 吸氣，抬雙脚脚跟，盡量向上抬高。(圖 2-2)

3. 慢慢呼氣，脚下壓，直到小腿有被伸展的感覺。之後再抬起脚跟，如此往復，重複 10 ~15 次。(圖 2-3)

4. 脚下壓動作特寫。(圖 2-4)

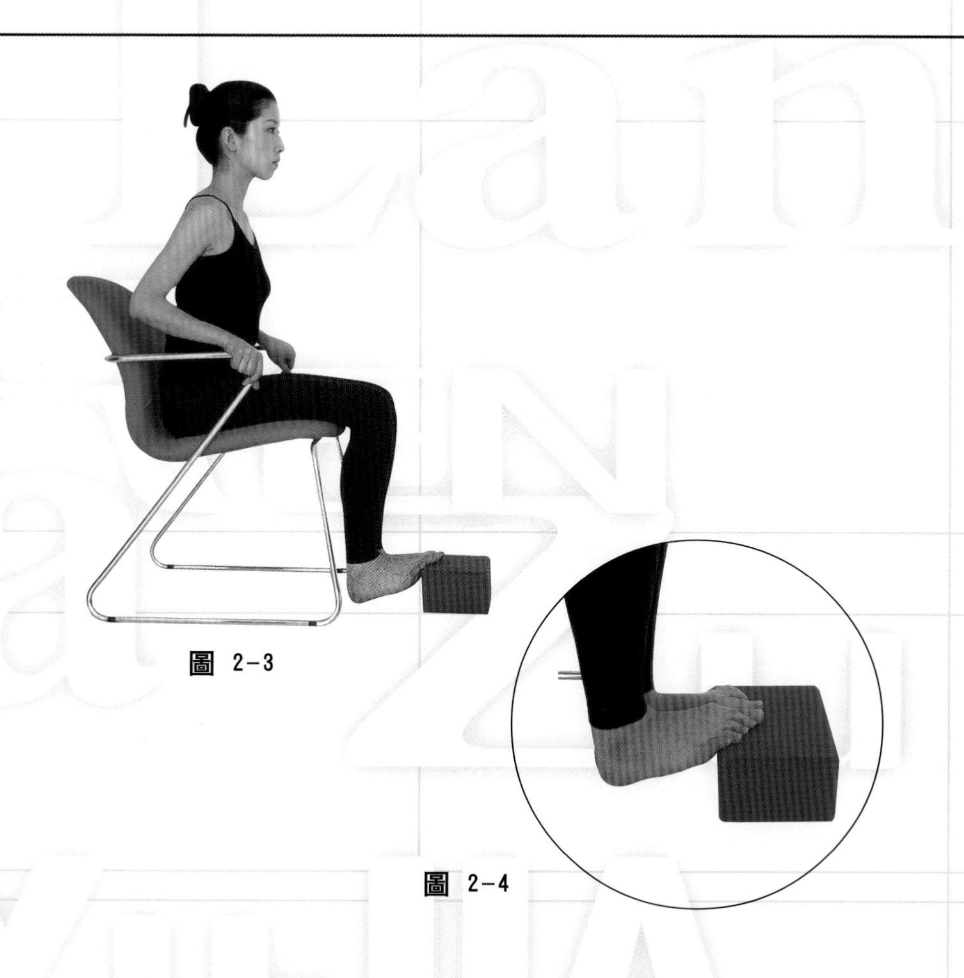

圖 2-3

圖 2-4

功效：預防小腿抽筋，促進下肢血液循環，消除小腿肚多餘脂肪，美化小腿曲綫，亦能預防靜脈曲張。

提示：所墊書本要足够高。以下壓時脚跟不觸及地面爲標準。每天做3～5次。數天後小腿即有酸痛感，長期堅持，塑形效果更佳。

動作二：椅後弓步式

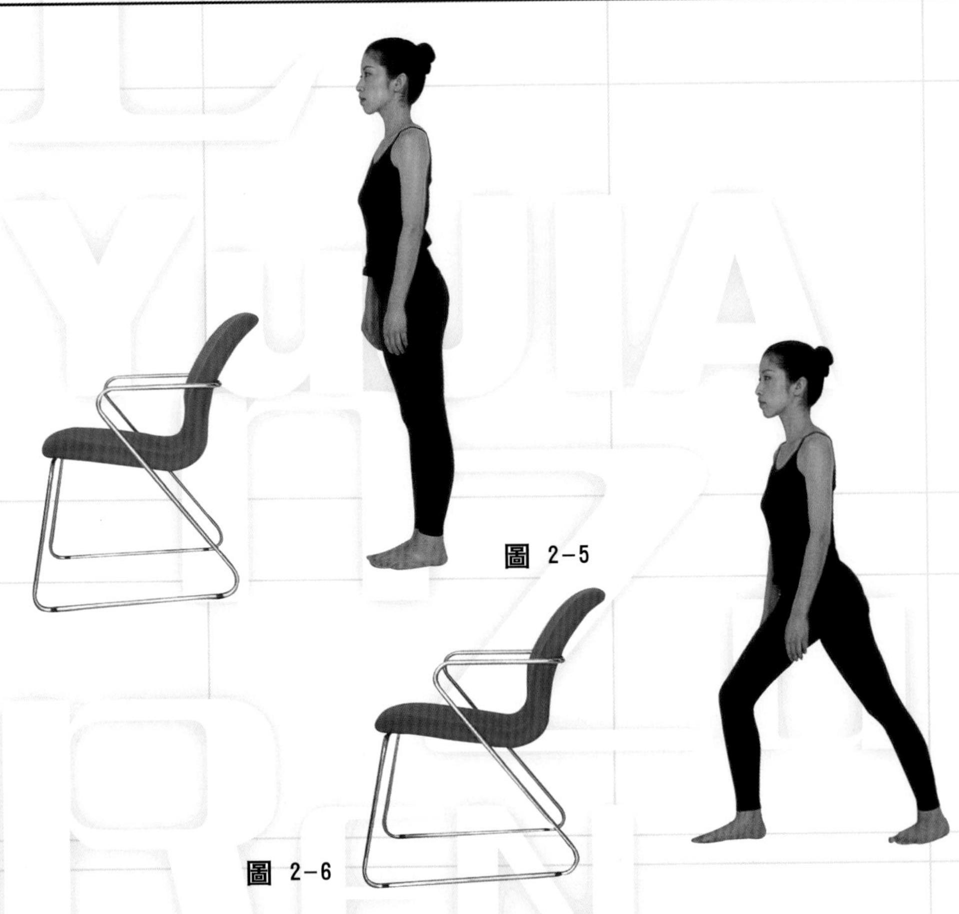

圖 2-5

圖 2-6

1. 站立椅後，挺胸收腹，做深呼吸。(圖 2-5)

2. 吸氣，右膝彎曲，左腿向後伸一大步。(圖 2-6)

3. 慢慢呼氣，雙手向前伸直，手臂輕扶於椅背。(圖 2-7)

4. 左腿盡量後伸，右大腿盡量保持平直，雙臂前伸，停留 5 ~ 10 秒。回位，重複另一側。(圖 2-8)

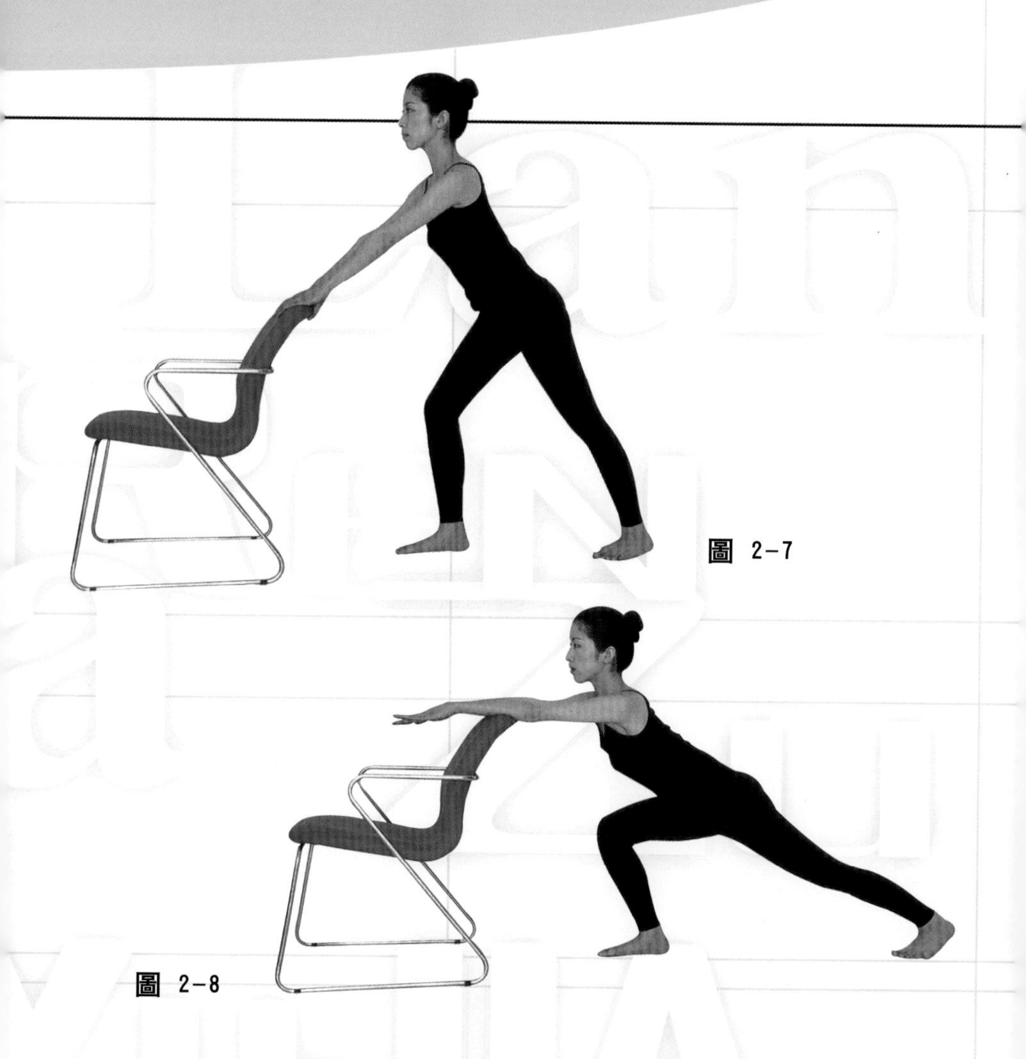
圖 2-7

圖 2-8

功效：充分伸展髖部筋骨、肌肉。消減大腿後部與臀部的贅肉，讓肌肉更加富有彈性，可增强體力與下肢力量，促進新陳代謝，防止久立引起的腿部不適。

提示：身體重心應放於兩腿之上，不可放於手臂之上。每天做3～5次。

動作三：椅上打水式

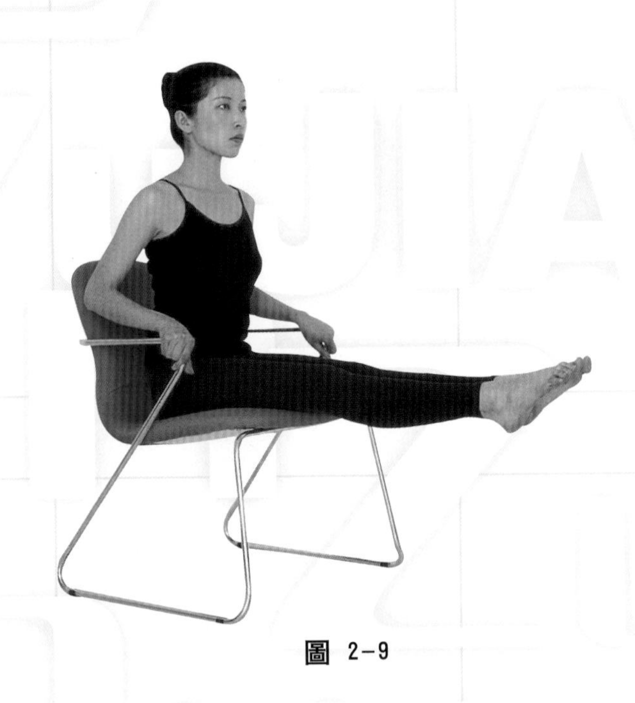

圖 2-9

1. 緊靠椅背端坐，雙腿併攏伸直，繃腳面，用力夾緊雙腿，深呼吸。(圖 2-9)

2. 向上抬左腿，向下壓右腿。(圖 2-10)

3. 換另腿做，配合呼與吸的節奏，上下打腿，直至有酸痛感爲止。還原放鬆。(圖 2-11)

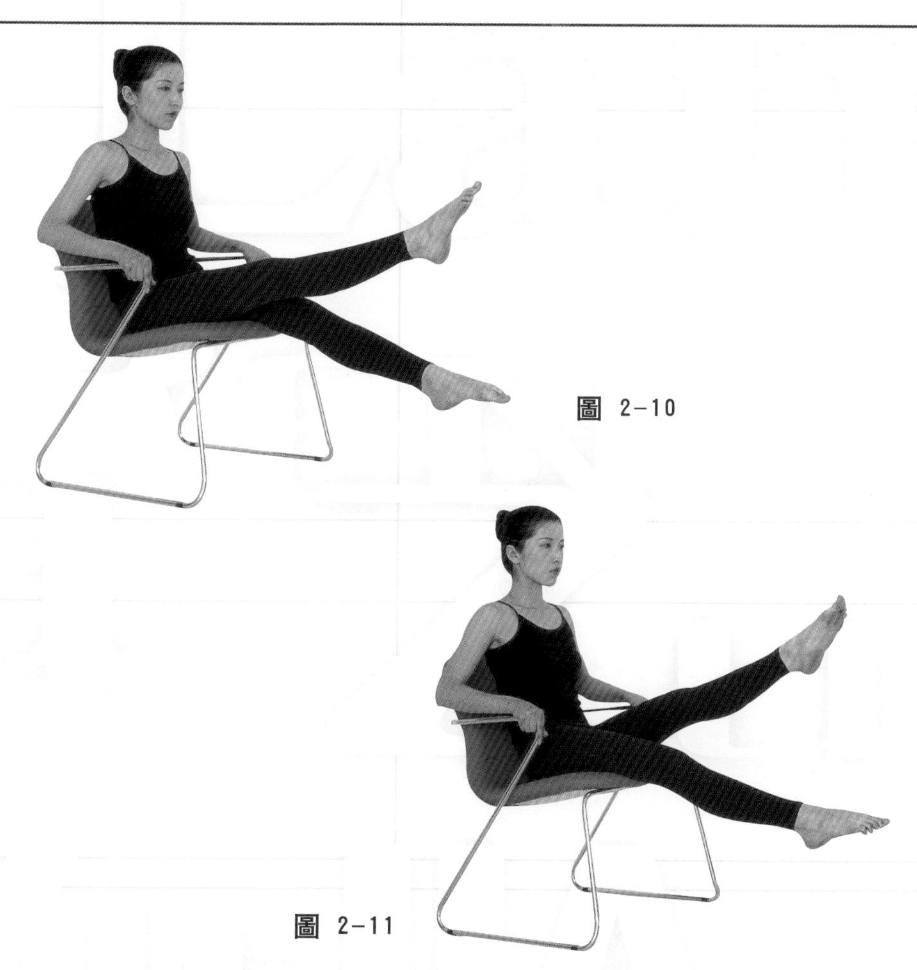

圖 2-10

圖 2-11

功效：由模仿水中打水的姿勢，可以有效去除腿部多餘的脂肪與贅肉。讓你腿部更加纖細結實，充滿活力，動感迷人。亦可去除下腹部脂肪。

提示：注意運動中不應屈膝，要自然呼吸。每天做 3 ~5 次。

動作四：椅後分腿下蹲式

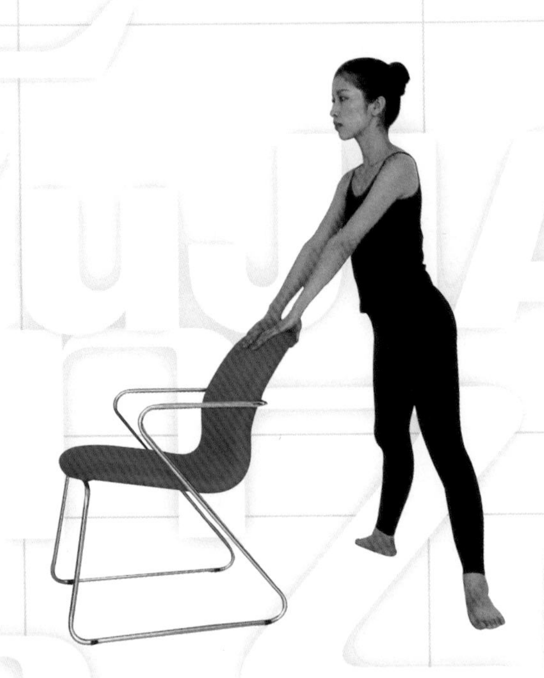

圖 2-12

1. 雙腳分開，略寬於肩，腳尖朝外，挺直站立，距椅約半公尺遠，雙臂伸直，輕扶椅背，深呼吸。(圖 2-12)

2. 吸氣，屈膝下蹲。(圖 2-13)

3. 呼氣，下降至大腿與小腿呈90°垂直，收緊下腹停留，深呼吸 3 ~ 5 次，還原放鬆。(圖 2- 14)

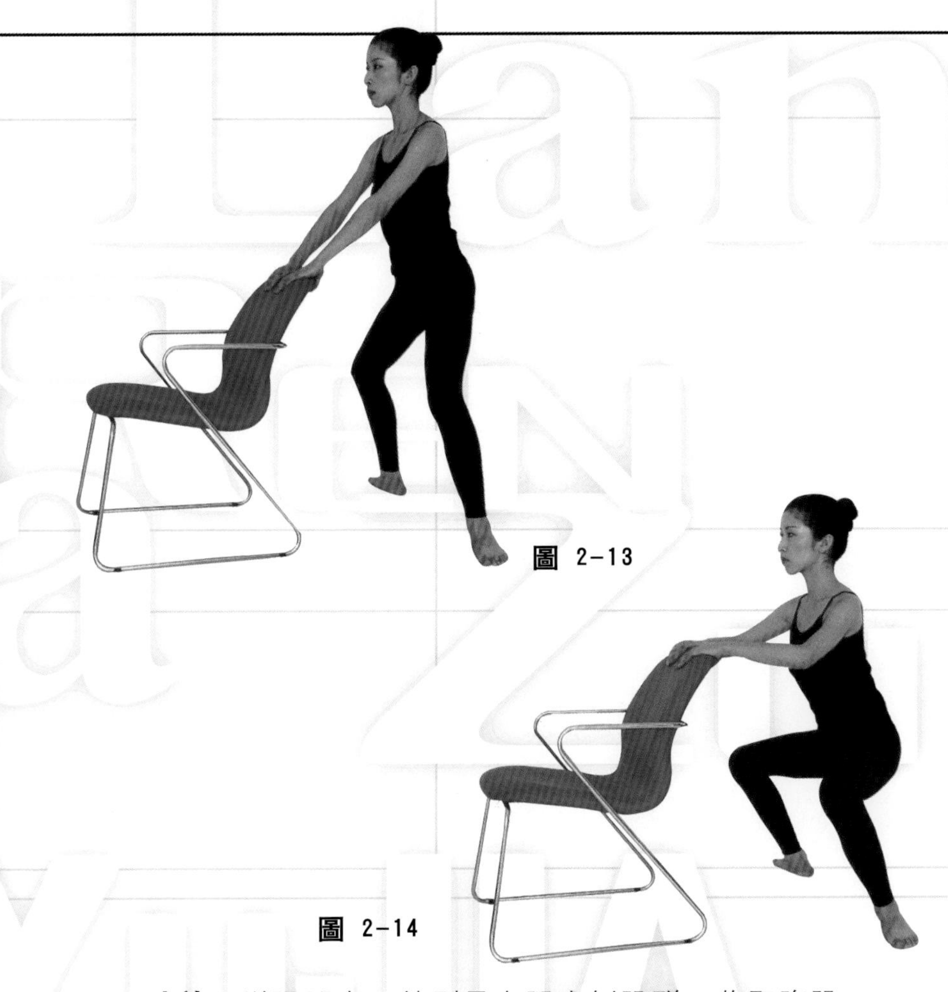

圖 2-13

圖 2-14

功效：增强腿力，特別是大腿内側肌群，收緊腹肌，有效燃燒下半身多餘脂肪，促進體内血液循環與新陳代謝。

提示：每天堅持做3～5次，一週後即見效，長期堅持效果更佳。注意上體不要前傾，兩脚脚跟相對。

動作五：椅後金鷄獨立式

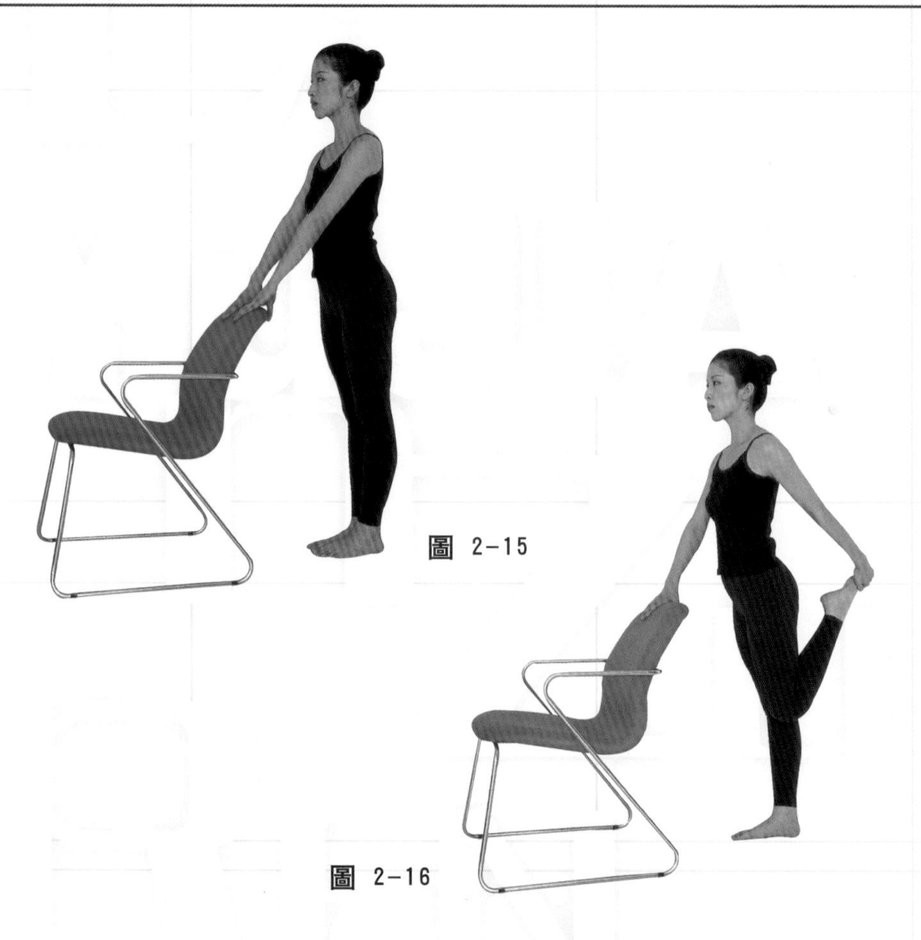

圖 2-15

圖 2-16

1. 正立於椅前，面朝椅背，雙手扶椅。(圖 2-15)
2. 吸氣，抬左脚屈左膝，左手抓住左脚。(圖 2-16)
3. 呼氣，將左脚盡量抬高，到達極限。(圖 2-17)
4. 之後，試着抬起右脚脚跟。深呼吸，堅持數秒，回位，重複另一側。(圖 2-18)

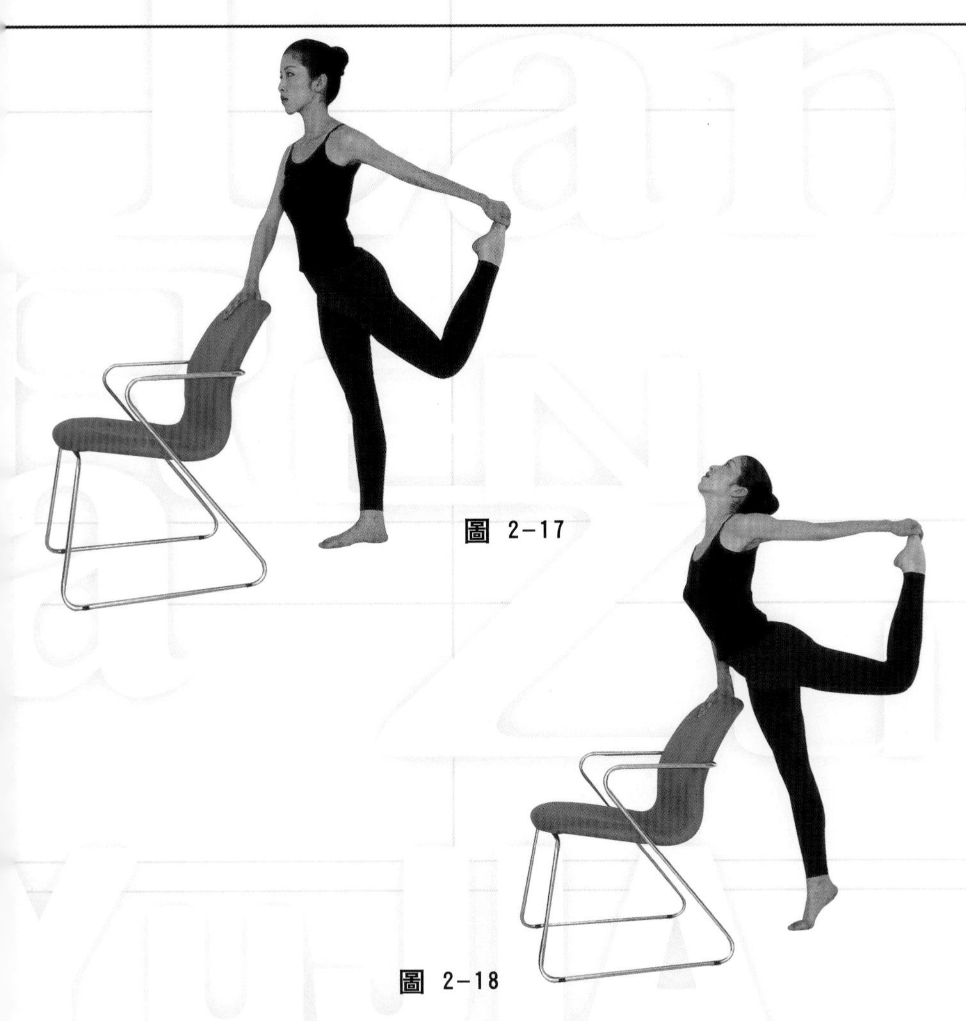

圖 2-17

圖 2-18

功效：充分伸展大腿肌肉，收緊鬆弛的小腿，讓你的腿部更加富有彈性，線條更美。

提示：保持身體平衡，上體不要前傾。每天做3 ~5次。

動作六：椅後正壓腿式

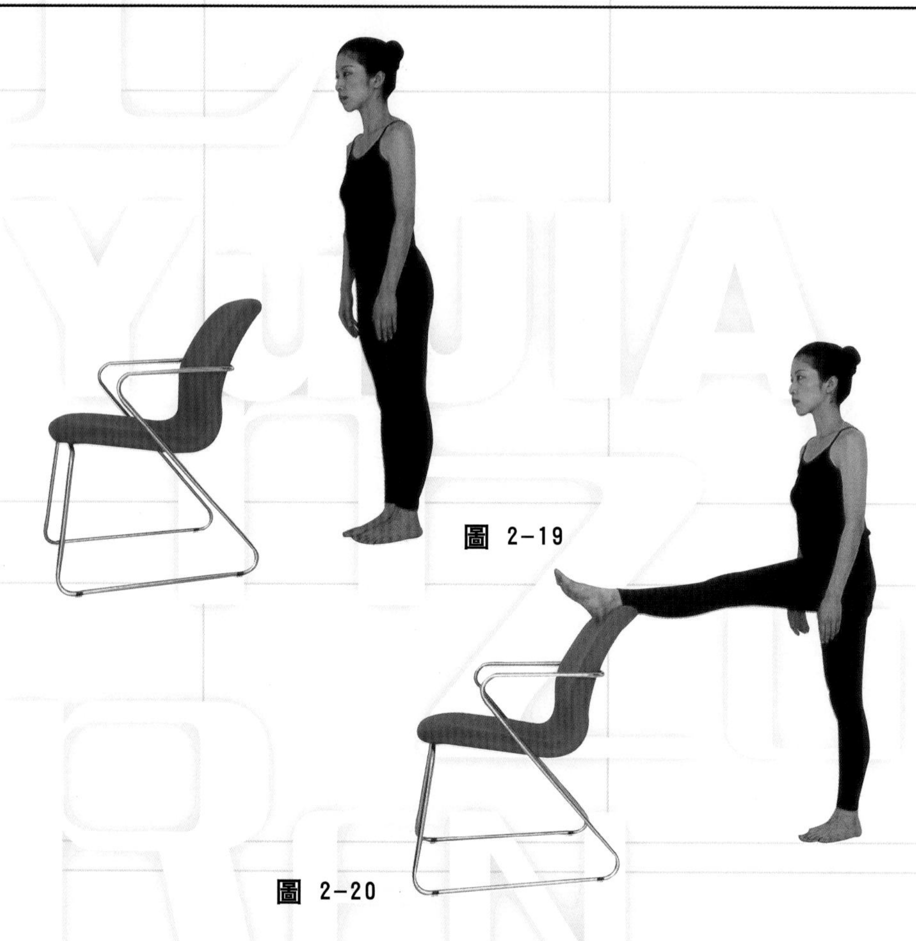
圖 2-19

圖 2-20

1. 雙腳併攏，正立於椅後方。深呼吸。(圖 2-19)

2. 吸氣，抬右腿放於椅背上。(圖 2-20)

3. 舉雙臂於頭上，呼氣，欲向前俯身。(圖 2-21)

4. 俯身至臉部觸右腿，停留數秒，深呼吸。回位，重複另一側。(圖 2-22)

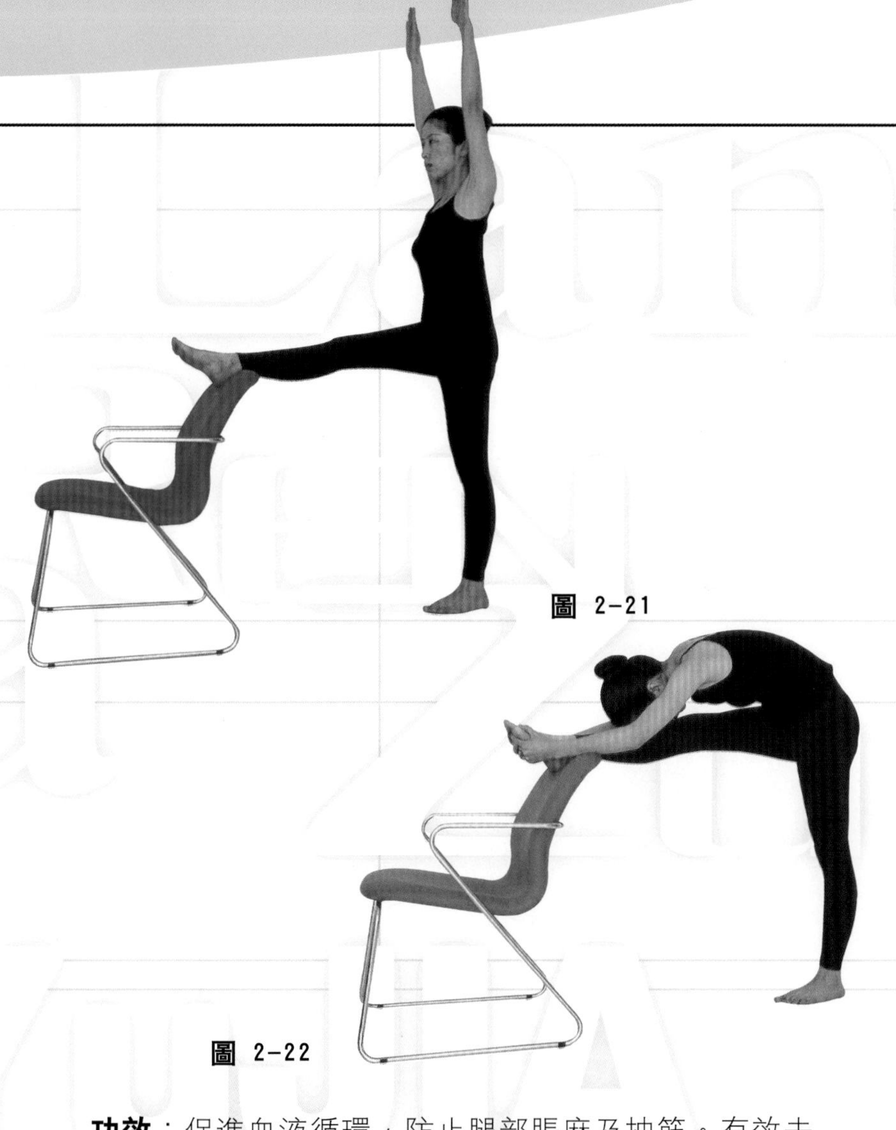
圖 2-21

圖 2-22

功效：促進血液循環，防止腿部脹麻及抽筋。有效去除腿部多餘脂肪，修長腿部線條。

提示：如上體無法觸及腿部，切勿勉強，要保持兩腿都要伸直。堅持練習 3 分鐘，即可緩解腿部酸脹。

動作七：椅上踝繞環式

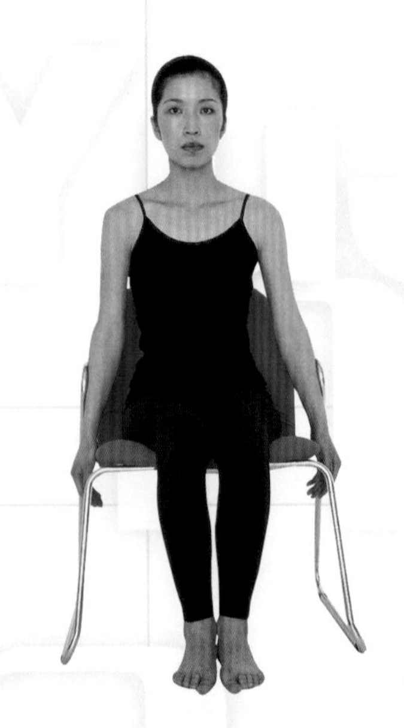

圖 2-23

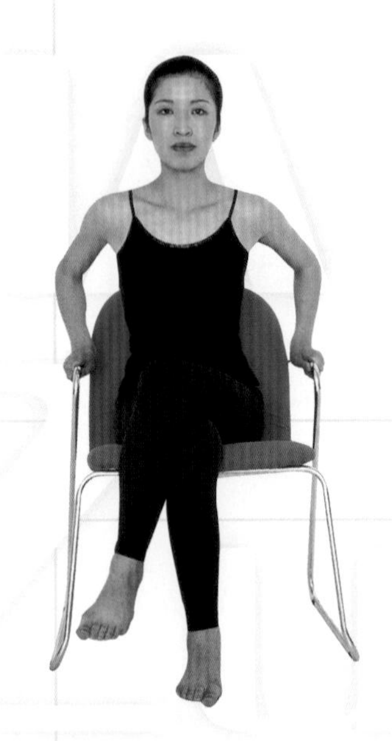

圖 2-24

1. 雙腳併攏，正坐於椅前，雙手自然下垂，挺直腰背，深呼吸。(圖 2-23)

2. 雙手扶椅，吸氣，將左腿跨於右腿之上。(圖2-24)

3. 呼氣，依順時針充分旋轉足尖和腳踝5次(轉上時吸氣，轉下時呼氣)。(圖 2-25)

4. 之後逆時針再轉動5次(轉下時呼氣，轉上時吸氣)。(圖 2-26)

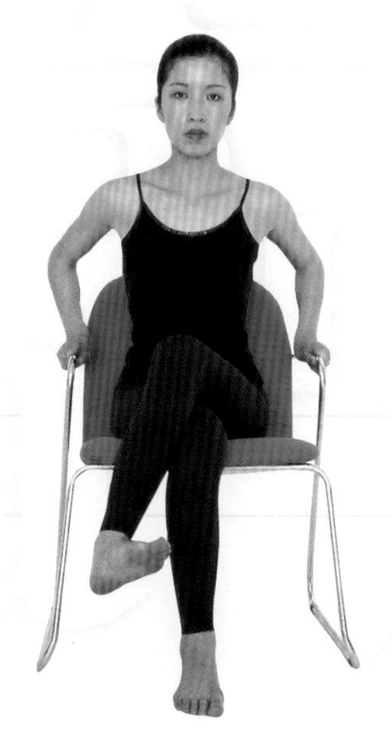

圖 2-25

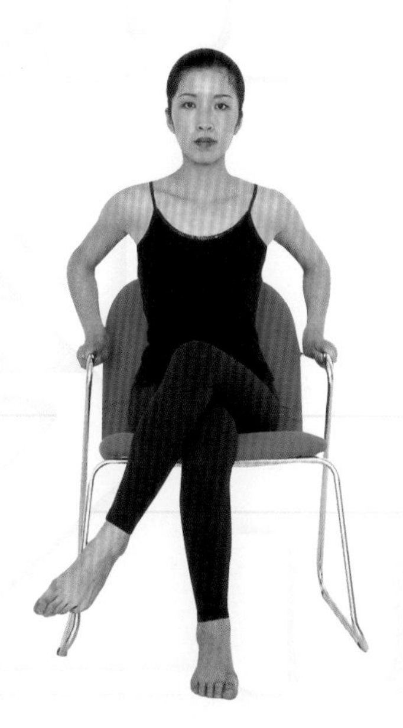

圖 2-26

功效：促進下肢血液循環，預防靜脈曲張，增強踝關節活動度，美化小腿，預防小腿抽筋。

提示：運動中應將注意力集中於腳踝。每天做 3 ~5 次，長期練習，塑形效果更佳。

動作八：椅上蹬車式

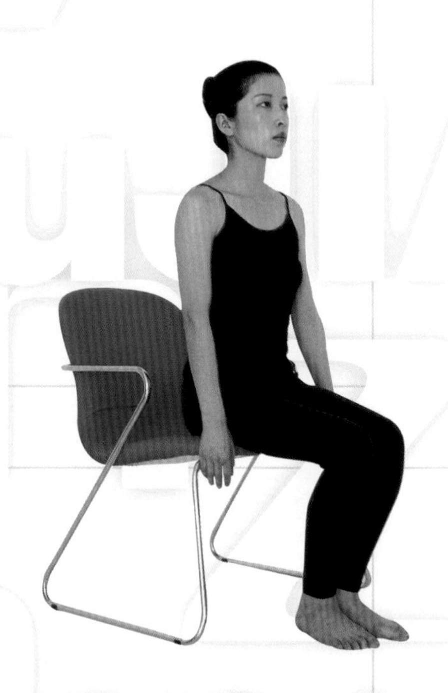

圖 2-27

1. 正坐於椅上1/2處。（圖2-27）

2. 後仰，雙手抓牢椅把手以穩定重心。（圖2-28）

3. 屈雙腿，正常呼吸，兩腿做向前蹬車動作，堅持20～30秒。還原放鬆。（圖2-29）

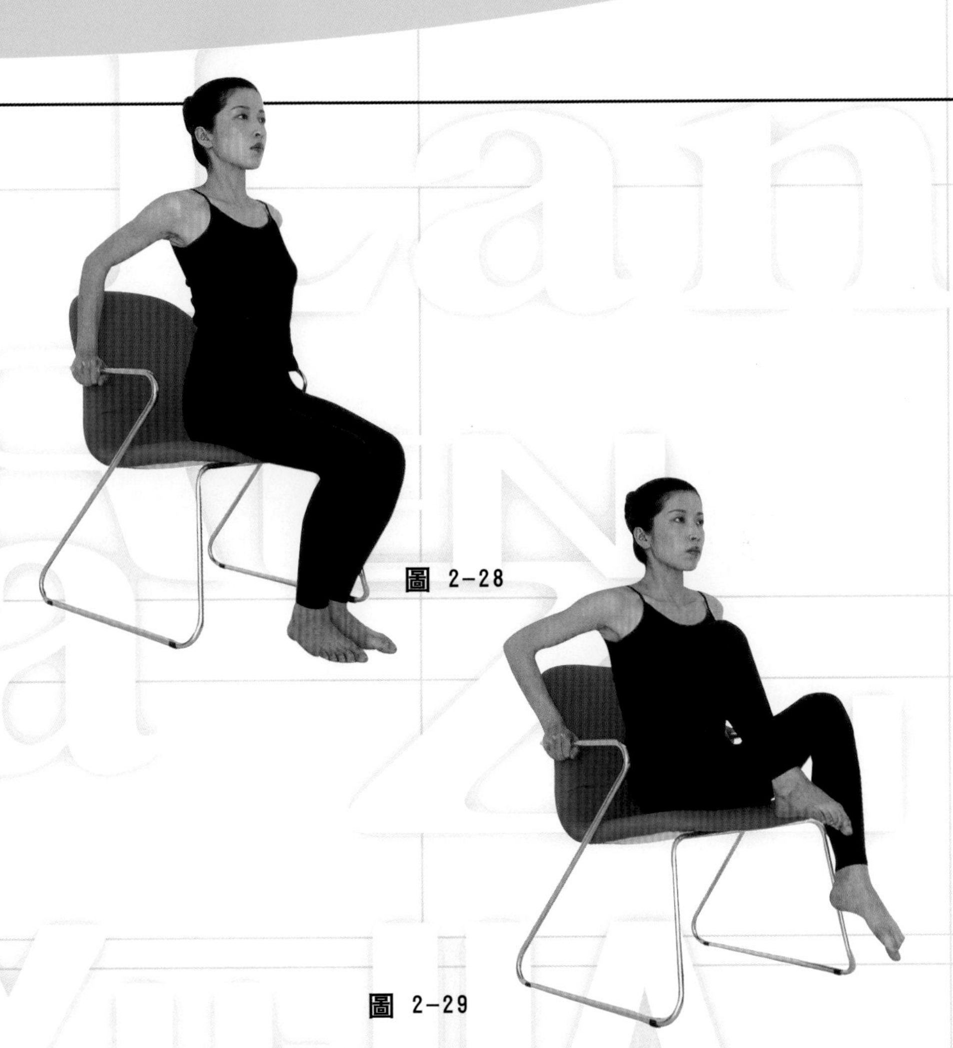

圖 2-28

圖 2-29

功效：有效改善因長期工作久坐引起的下半身不適、肥胖，促進下半身血液循環，增強下肢力量，美化腿部線條。

提示：每天做 3 ~5 次，堅持 1 ~2 週，腿部肌肉即有收緊感。

動作九：椅上抱膝式

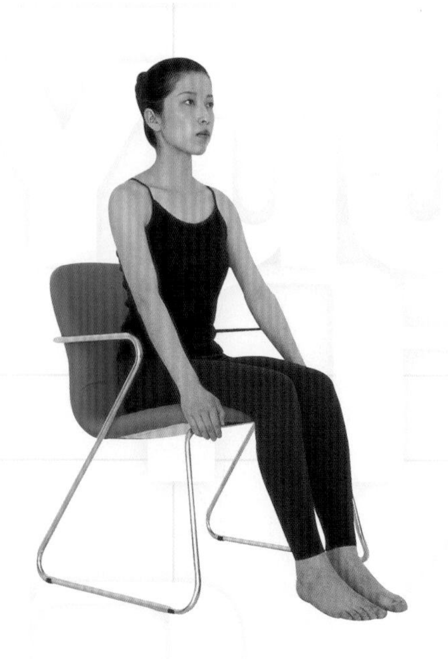

圖 2-30

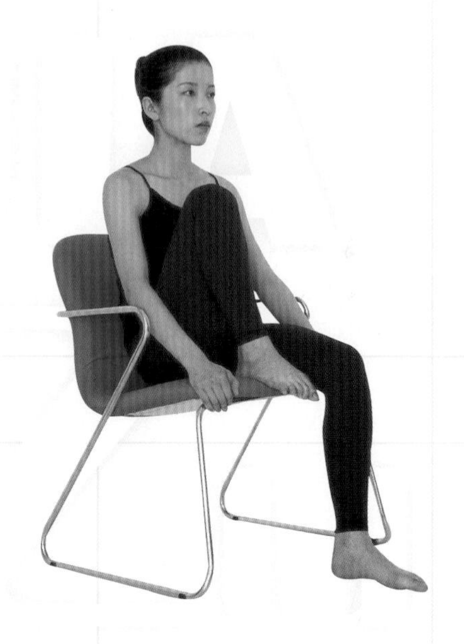

圖 2-31

1. 挺直腰背，滿坐於椅上，雙手自然下垂。(圖2-30)

2. 深呼吸，屈右膝，將右腳放於椅上。(圖 2-31)

3. 屈左膝，將左腳放於椅上。(圖 2-32)

4. 雙腿盡量貼於胸、腹部，雙手環抱雙腿，頭觸膝，呼氣，用力收緊，吸氣放鬆。重複10～15次，還原放鬆。(圖 2-33)

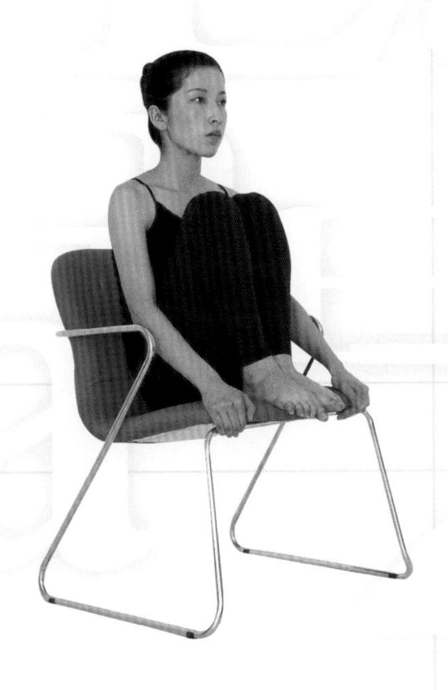

圖 2-32

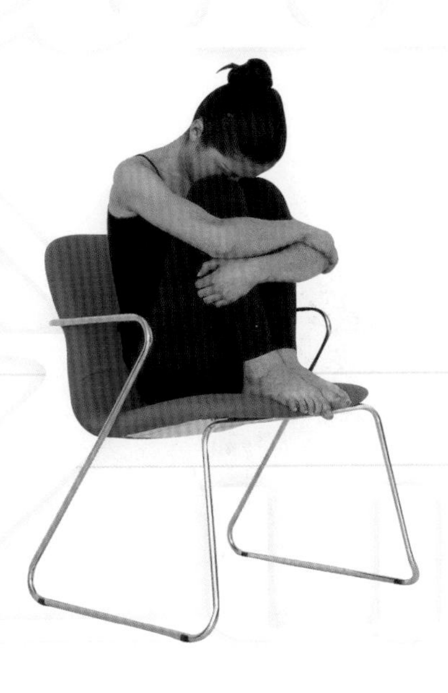

圖 2-33

功效：有效運動腹部及下肢，去除腹部及腿部多餘脂肪與贅肉。此外亦可強化腸胃功能。緩解胃部不適。

提示：長期練習效果更佳。

動作十：椅後小鳥式

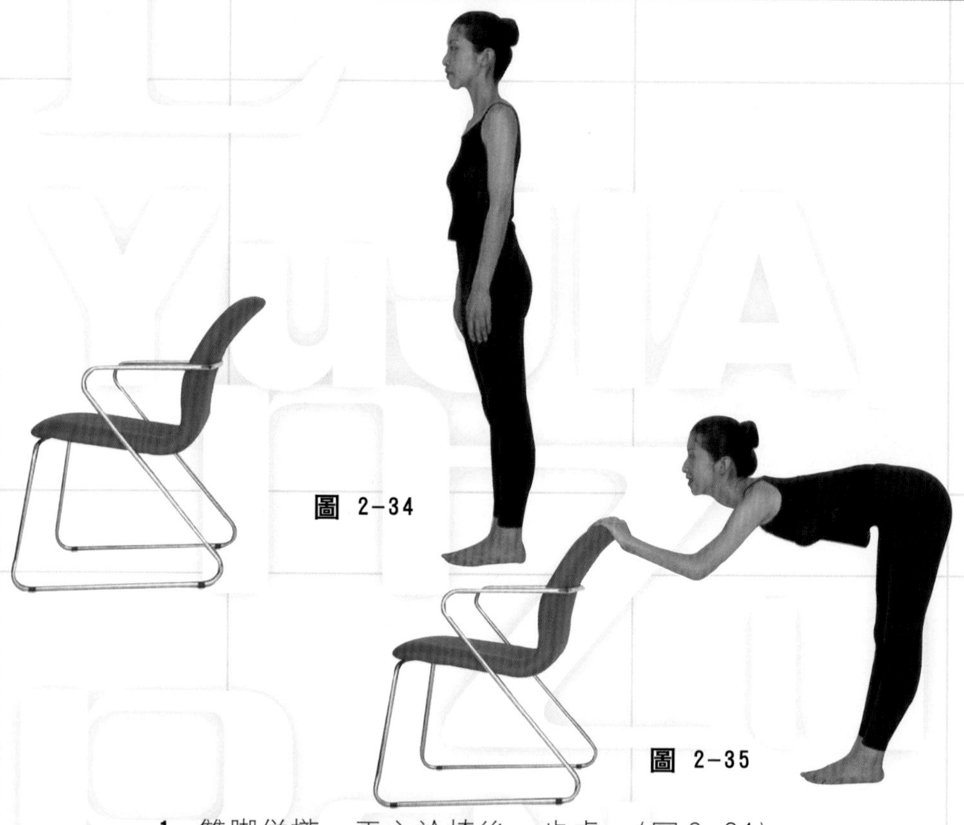

圖 2-34

圖 2-35

1. 雙脚併攏，正立於椅後一步處。（圖 2-34）

2. 手扶椅背，上體前傾與地面平行，兩眼向前看。（圖 2-35）

3. 吸氣，右腿向後伸直，與左腿成直角，兩腿膝蓋保持平直。（圖 2-36）

4. 慢慢呼氣，將右腿繼續抬高至極限，停留數秒，深呼吸。直至臀部產生酸痛感，回位，重複另一側。（圖 2-37）

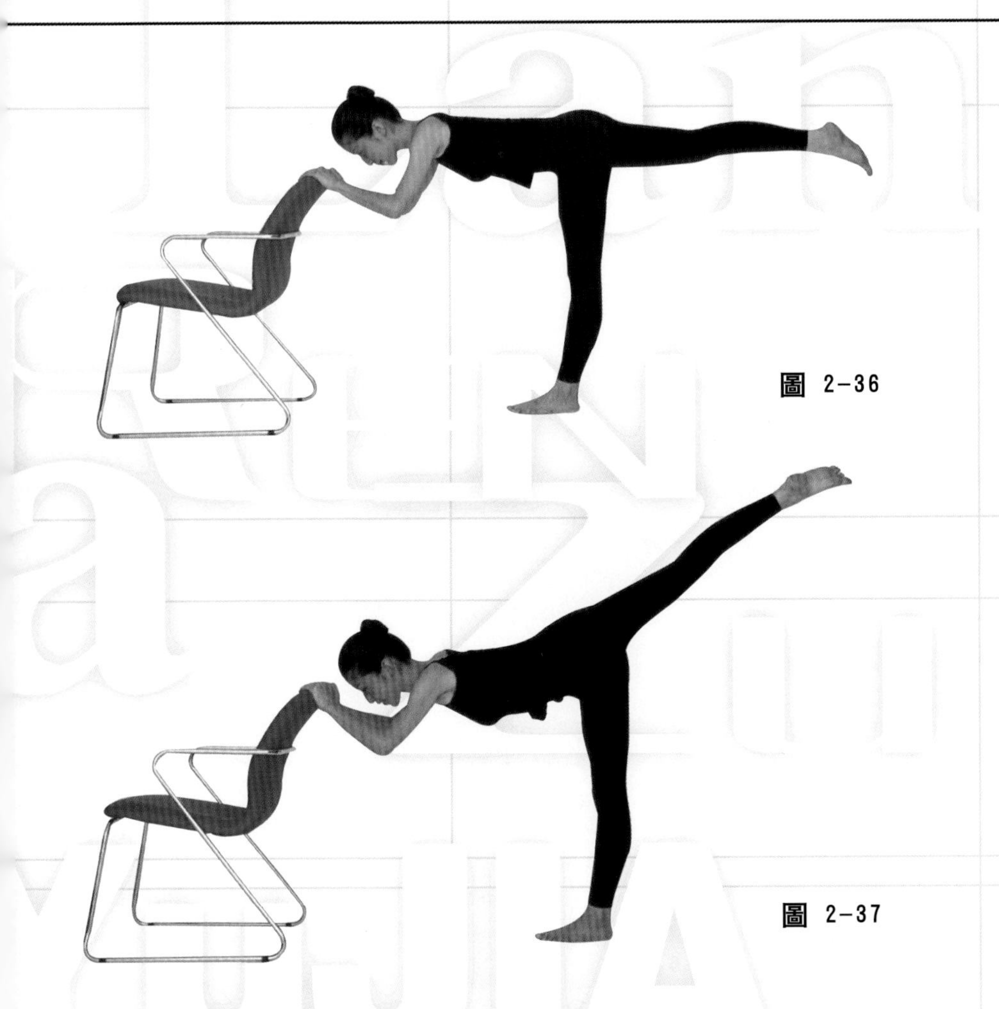

圖 2-36

圖 2-37

功效：促進血液循環與新陳代謝，有效去除下肢及臀部多餘脂肪，亦可防止久坐引起的下肢脹麻。

提示：動作過程中雙手應輕扶椅背，切勿施重力。每天做 3 ~ 5 次。

星期三

排酸解痛瑜伽

:: 一週剛過半，却發現自己已腰酸背痛、肩頸僵硬、渾身上下緊巴巴，像要生病似的。還有半週工作等着自己呢！如何是好。別急，排酸解痛瑜伽可以幫助你解决以上不適。

:: 我們長期在同一種姿勢下工作很容易造成身體血液循環不暢、肌肉酸疼易疲勞，嚴重時還易導致肌肉拉傷、勞損。因此，預防意義更大。透過排酸解痛瑜伽動作練習，可幫你遠離疼痛困擾。

動作一：椅上騎馬式

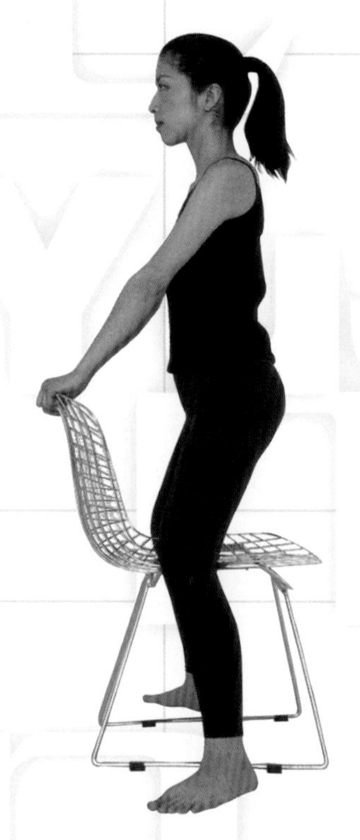

圖 3－1

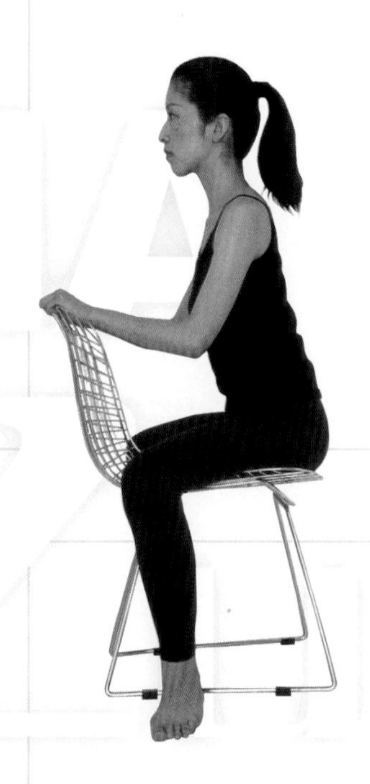

圖 3－2

1. 雙手扶住椅背上方，雙腿跨過坐椅兩側。（圖 3–1）

2. 跨坐於椅上，雙腳腳跟相對，向外側張開。（圖 3–2）

3. 吸氣，上體向後仰，緩慢呼氣，從腰部用力向前、向上頂，下頦盡量往上抬，深呼吸，停留數秒。（圖 3–3）

4. 呼氣，脊柱向前彎曲，放鬆背部，停留片刻，還原放鬆。（圖 3–4）

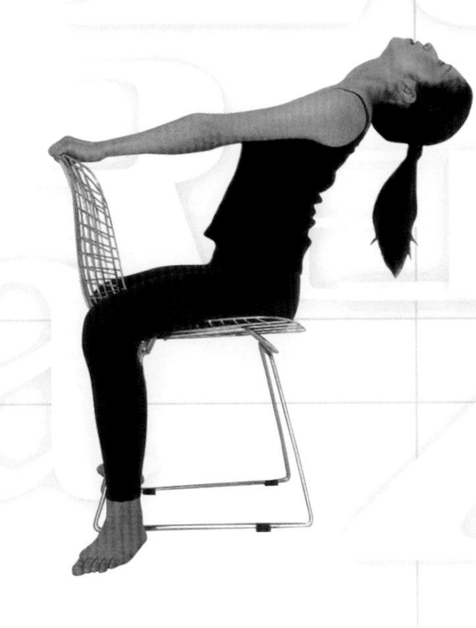

圖 3-3

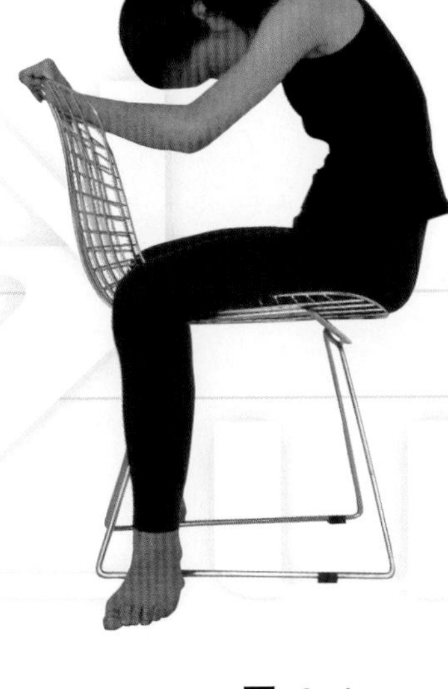

圖 3-4

功效：減除腰酸背痛，矯正駝背，美化下巴曲綫，調整長期久坐引起的不適，亦可預防腰椎間盤突出。

提示：堅持練習 3 天以上，可有效解除疼痛。

動作二：椅上肩運動

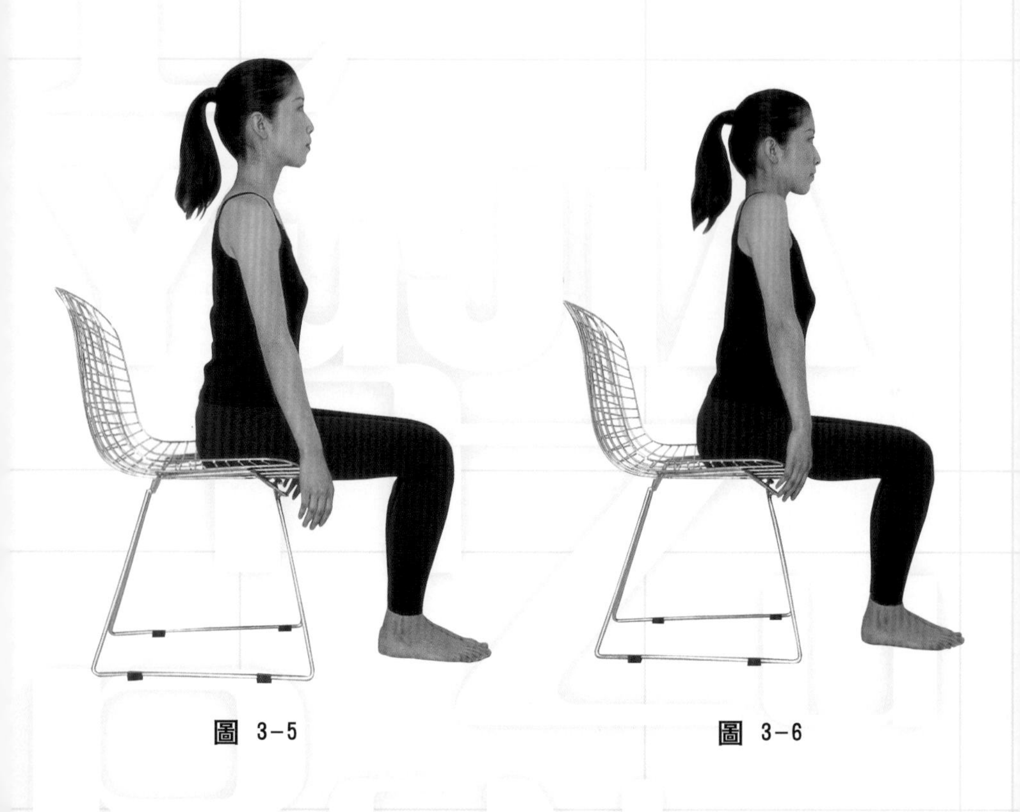

圖 3-5　　圖 3-6

1. 挺直腰背，正坐於椅子上 1/2 處，雙腿併攏。(圖 3-5)

2. 吸氣，向上聳肩，保持數秒後，緩慢呼氣，放鬆回位。重複 5 ~ 10 次。(圖 3-6)

3. 吸氣，雙肩由下向後、向上旋轉，呼氣，由上向前、向下放鬆，重複 5 ~ 10 次。(圖 3-7)

4. 反方向運動相同次數後，還原放鬆。(圖 3-8)

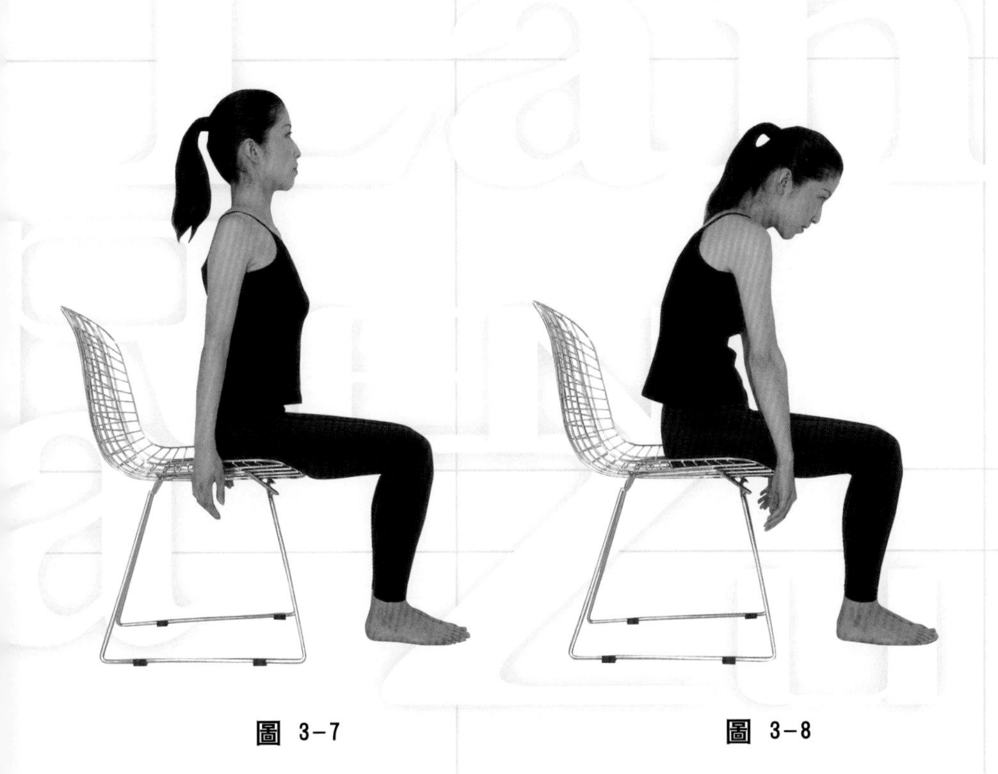

圖 3-7　　圖 3-8

功效：運動肩關節，防止關節、肌肉黏連，促進肩部血液循環，消除肩頸酸痛，可預防五十肩。

提示：每次重複3～5組，每組5～10次。

動作三：椅上肩臂式

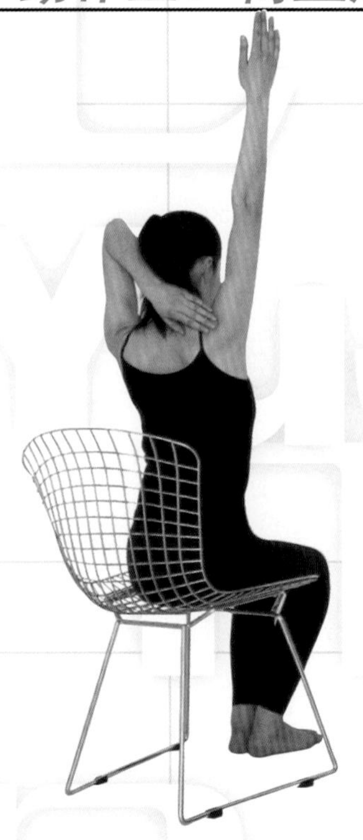

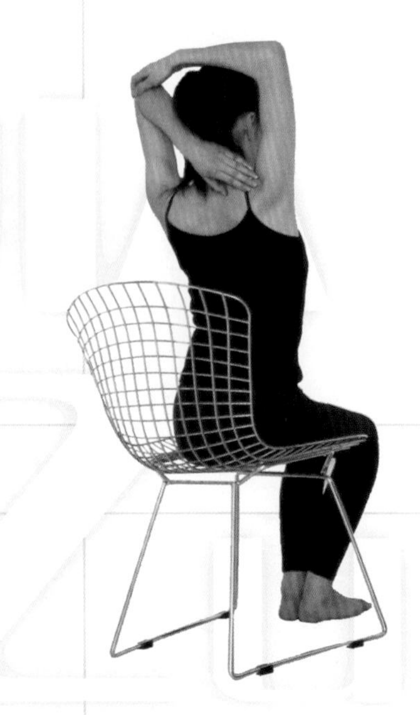

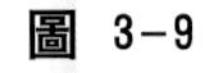

圖 3-9

圖 3-10

1. 伸直腰背，正坐於椅前1/2處，抬左臂屈肘，左手掌觸右肩後部，右臂向上。（圖 3-9）

2. 右臂放在左臂肘部，左臂肘部盡量靠近頭部，停留，深呼吸。回位，重複另一側。（圖 3-10）

3. 左手上舉屈肘，右手自下而上向後屈肘，與左手相交於背後，挺腰收腹，雙手用力對拉。停留，深呼吸。（圖 3-11）

4. 還原放鬆，重複另一側。（圖 3-12）

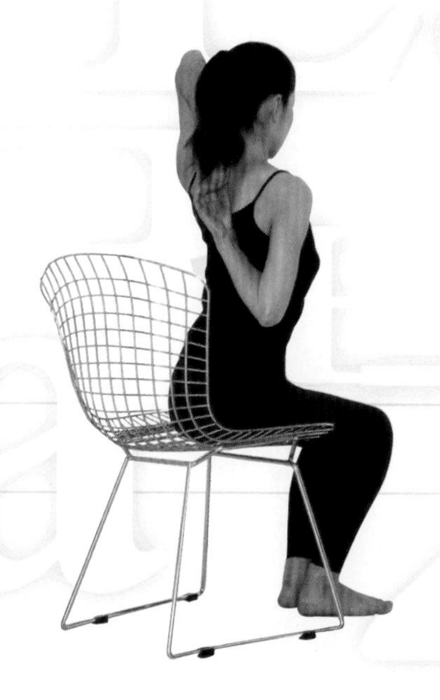

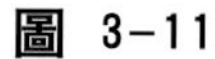

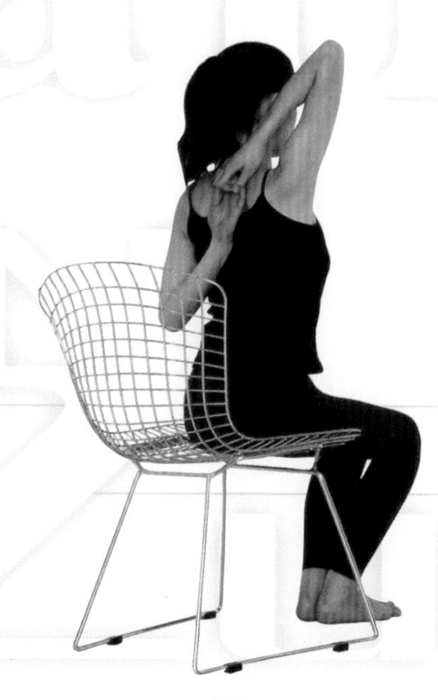

圖 3-12

功效：充分伸展肩關節，塑造手臂線條，有效消除肩頸酸痛，促進上肢及肩部的血液循環，預防肩關節黏連。

提示：如雙手相握困難，可借助毛巾或繩子，雙手抓住毛巾或繩子兩端，逐步縮小雙手間距離，以達到最大極限爲止，切勿勉強。

動作四：椅上背後合掌式

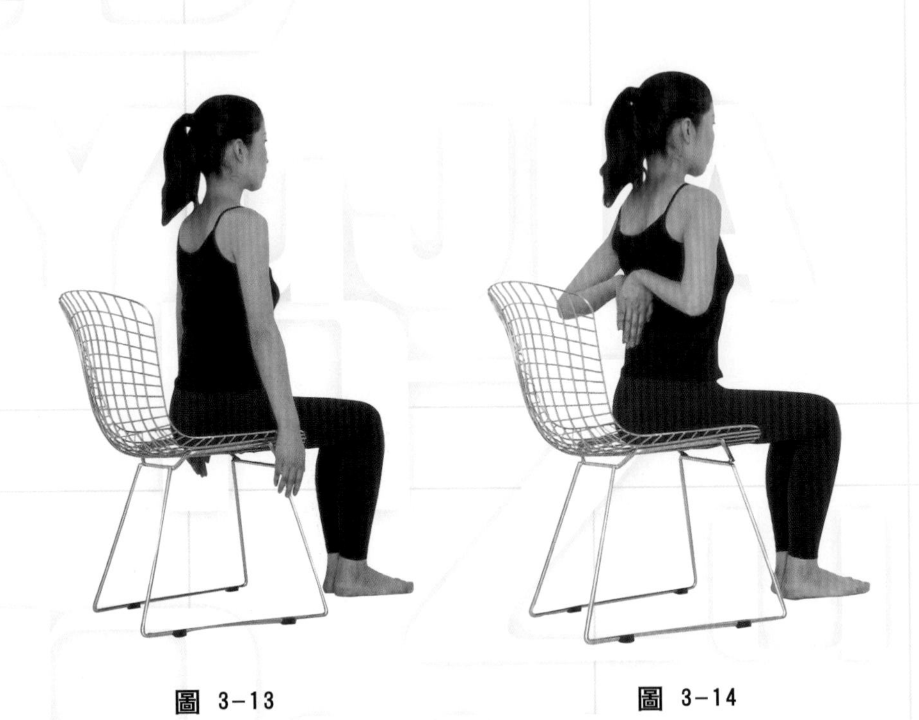

圖 3-13　　圖 3-14

1. 正坐於椅前 1/2 處，深呼吸。(圖 3-13)

2. 雙手合掌於背後，十指向下，拇指向內。(圖3-14)

3. 雙手掌併攏，由下而上、由內向外翻，拇指向外。(圖 3-15)

4. 雙手盡量向上推，到達極限後，停留，做深呼吸數次。還原放鬆。(圖 3-16)

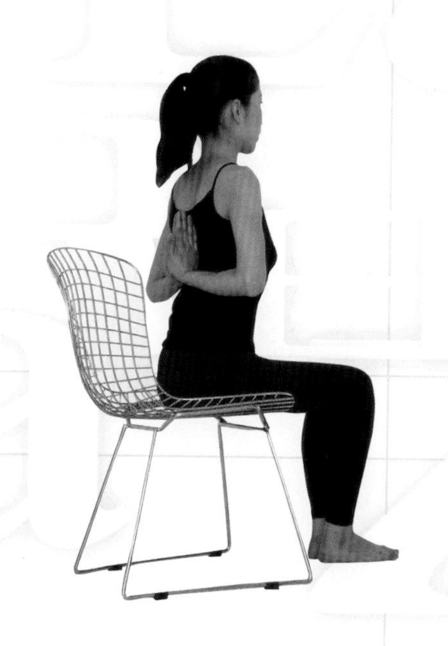

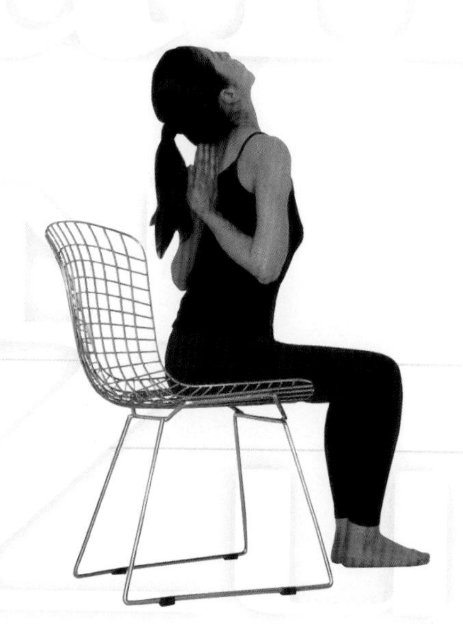

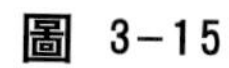

圖 3-15

圖 3-16

功效：充分擴胸，可消除因長期伏案工作引起的肩頸，腰背疼痛不適，預防五十肩，矯正駝背，亦能美化手臂線條。

提示：手臂達到酸痛後即可放鬆休息。身體條件好的人可仰頭，用手指觸頭。緩解腰酸背痛3～5分鐘見效，長期堅持效果更好。

動作五：椅上半蓮花體前屈式

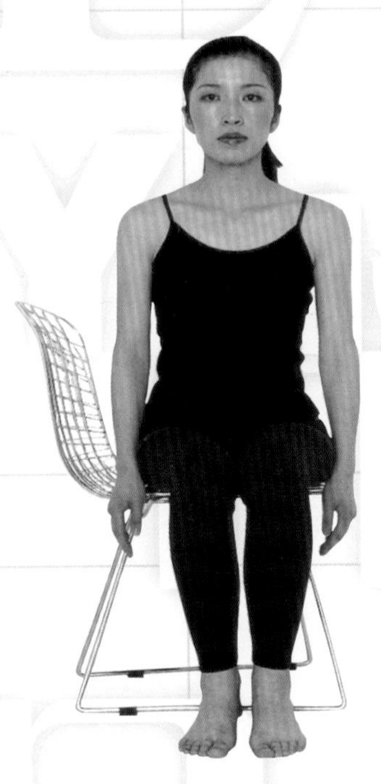

圖 3-17

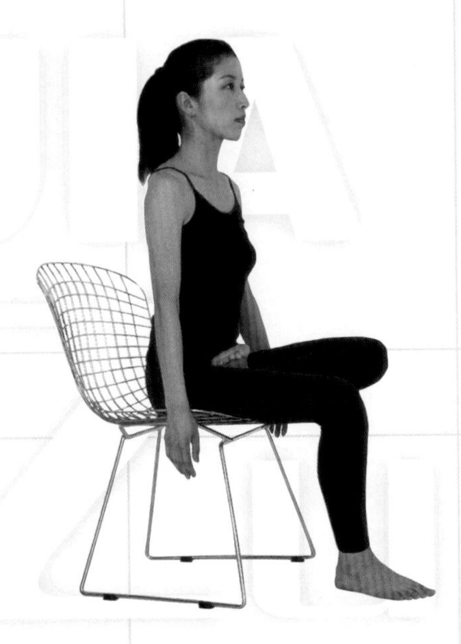

圖 3-18

1. 坐於椅上。(圖 3-17)

2. 抬左腳放於右大腿之上，且應盡量靠近大腿根部。(圖 3-18)

3. 吸氣，雙手上舉過頭。(圖 3-19)

4. 呼氣，向前、向下俯身，下頦觸膝，到達極限後堅持數秒，深呼吸。回位，重複另一條腿。(圖 3-20)

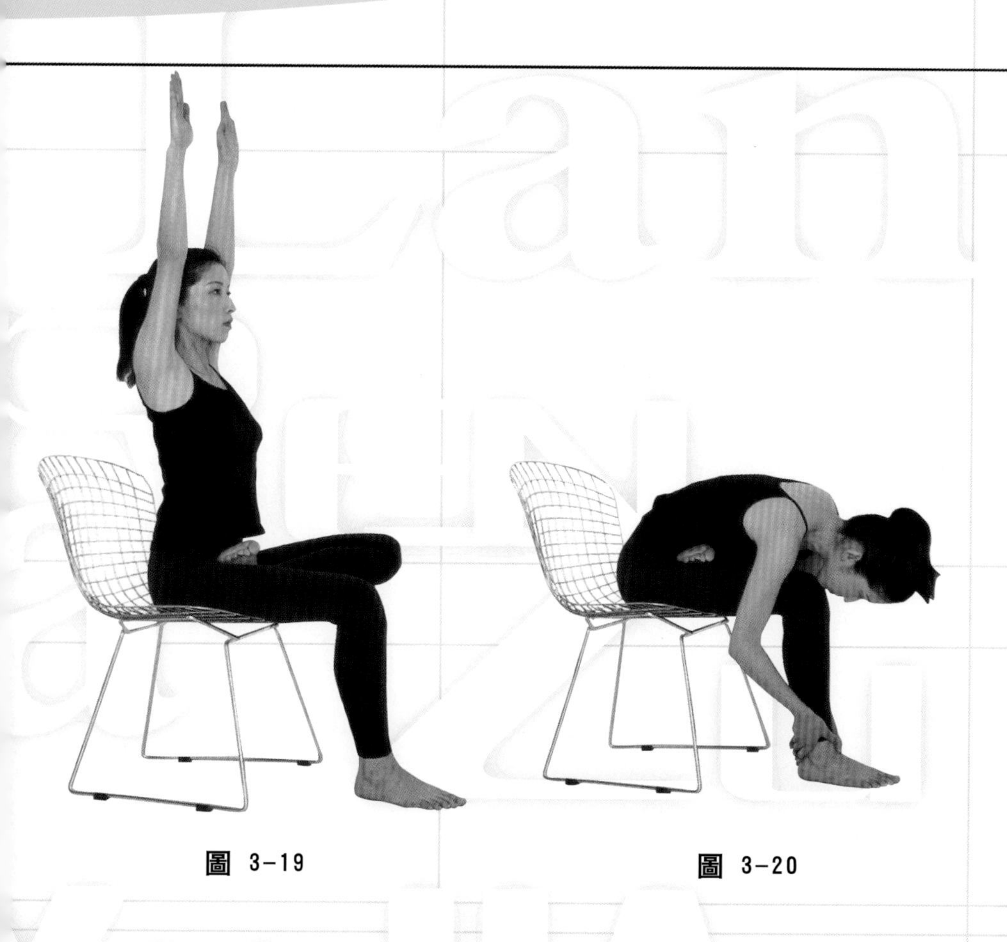

圖 3-19

圖 3-20

功效：促進下肢及腰、腹部血液循環，有效緩解腰及腿部不適，亦可增强腸胃功能。

提示：兩腿各做3～5次，長期堅持即可緩解疼痛不適。

動作六：椅上轉體式

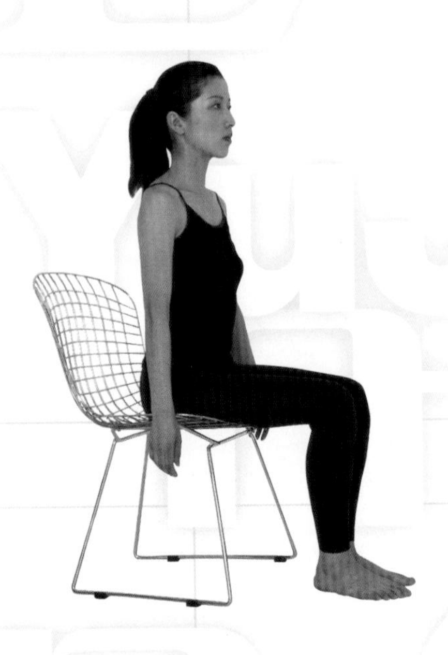

圖 3-21

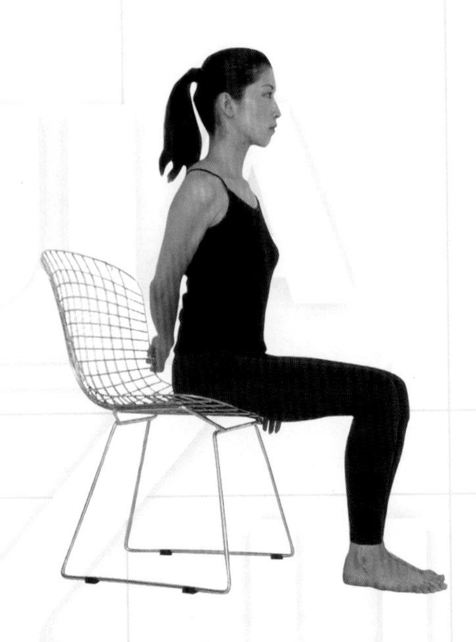

圖 3-22

1. 正坐於椅前 1/2 處。（圖 3-21）

2. 右手扶椅左側。（圖 3-22）

3. 左手放於右腿外側。（圖 3-23）

4. 呼氣同時向右側轉體，右手抓住左側椅背上方，左手抓住椅背右側，雙手用力，盡量將身體向右方扭轉。放鬆後，換另一側做。（圖 3-24）

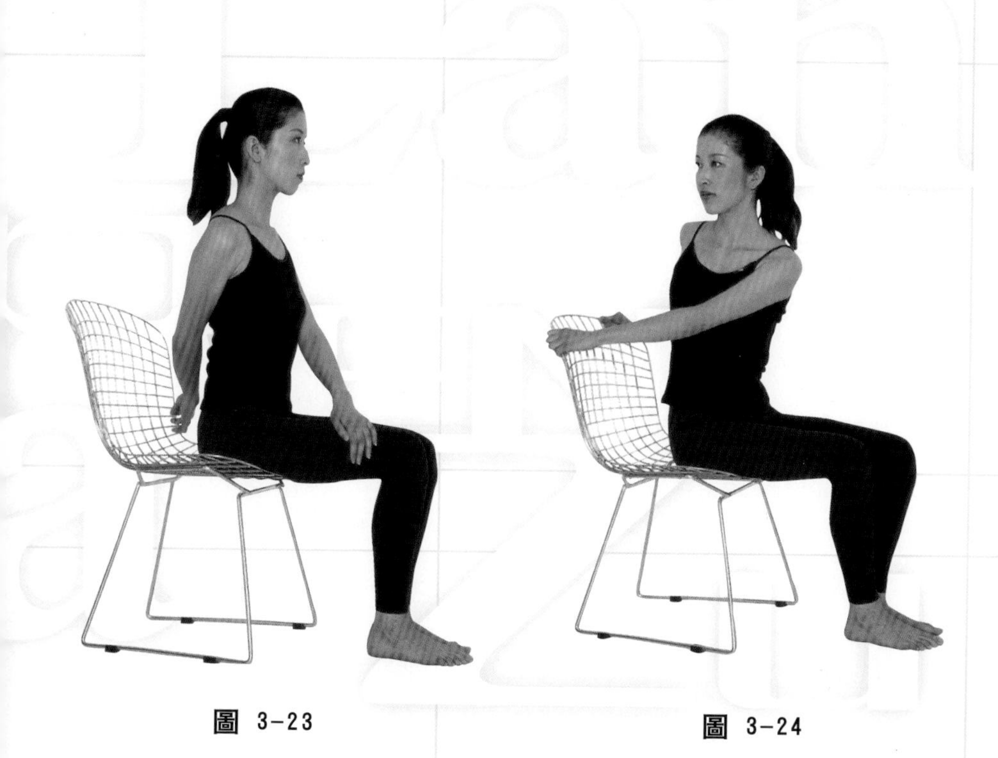

圖 3-23

圖 3-24

功效：促進血液循環，有效去除肩背酸痛，亦可消除腰部贅肉，防止便秘、腹脹氣。

提示：扭動時上半身腰部應放鬆，下肢應保持不動。

動作七：椅後站立後仰式

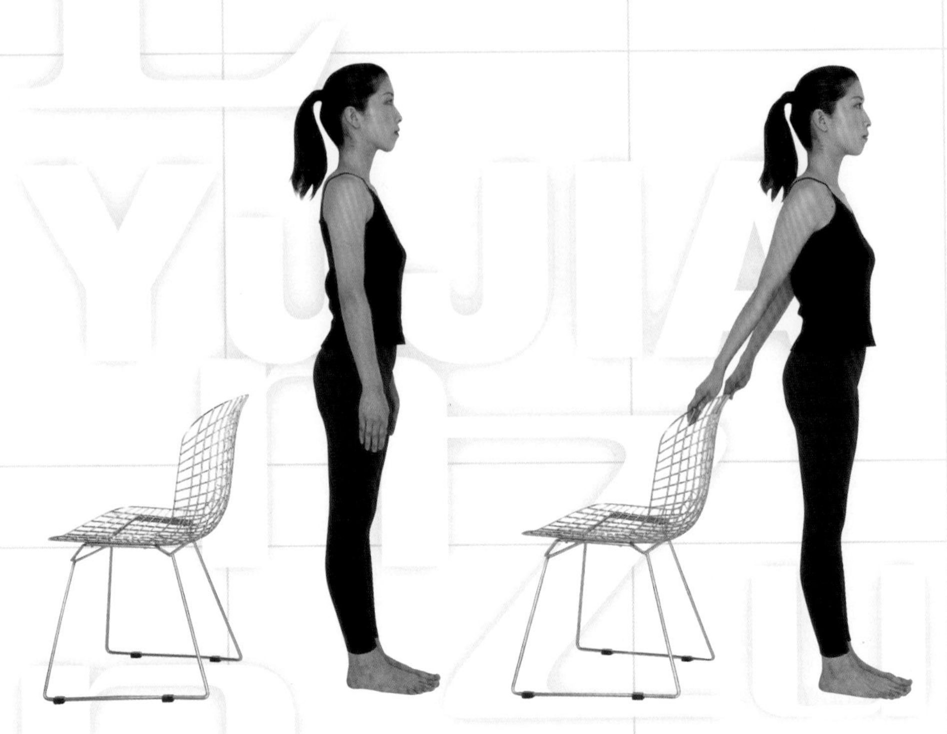

圖 3-25　　圖 3-26

1. 背對椅子站立。(圖 3-25)
2. 雙手向後抓住椅背。(圖 3-26)
3. 右腳後彎，右腳背搭在椅背上。(圖 3-27)
4. 吸氣上體後仰，眼睛向後上方看，呼氣，上體盡量向前方挺出。停留數秒，深呼吸。回位，重複另一條腿。

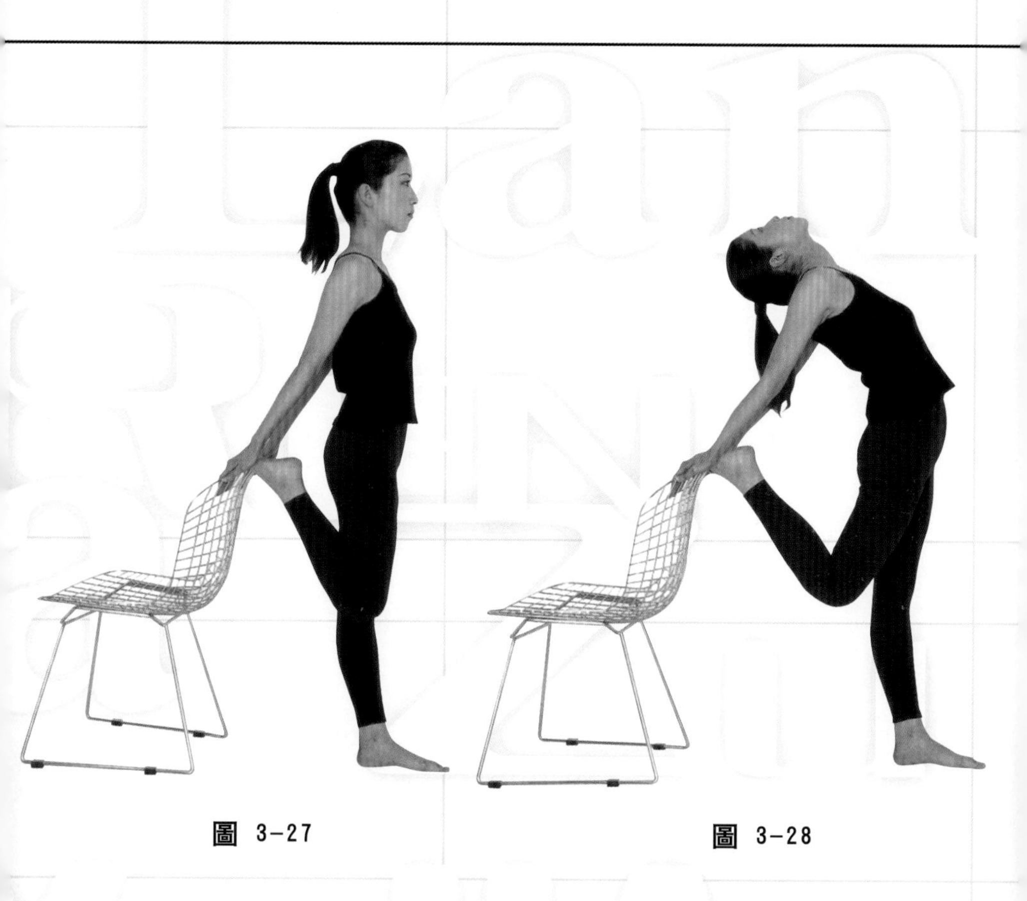

圖 3-27

圖 3-28

功效：有效緩解腰部、背部、髖部不適。亦可矯正駝背，去除腿部多餘脂肪。

提示：動作過程中，應注意調整身體重心平衡。每天3～5次。

動作八：椅前屈膝前俯式

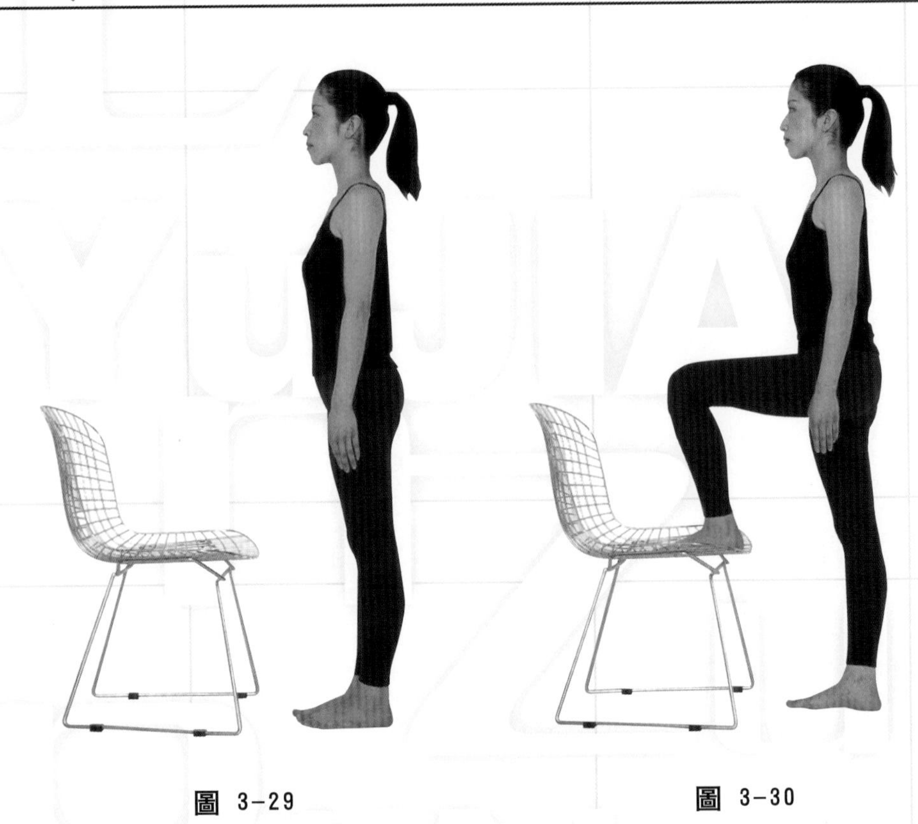

圖 3-29　　圖 3-30

1. 面向椅子，挺立腰背，站立於椅前，深呼吸。（圖3-29）

2. 左腿置於椅上。（圖 3-30）

3. 吸氣，上體前傾。（圖 3-31）

4. 雙手抓腳踝，胸腹觸左大腿。左大腿與小腿成90°，呼氣，停留數秒，深呼吸。回位，重複另一側。（圖3-32）

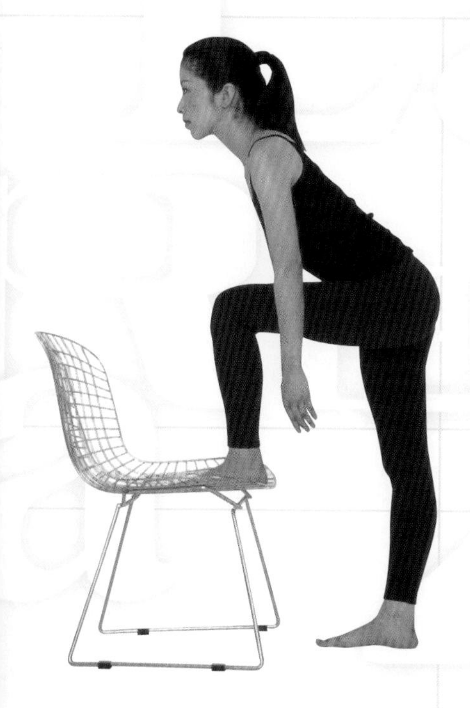

圖 3-31

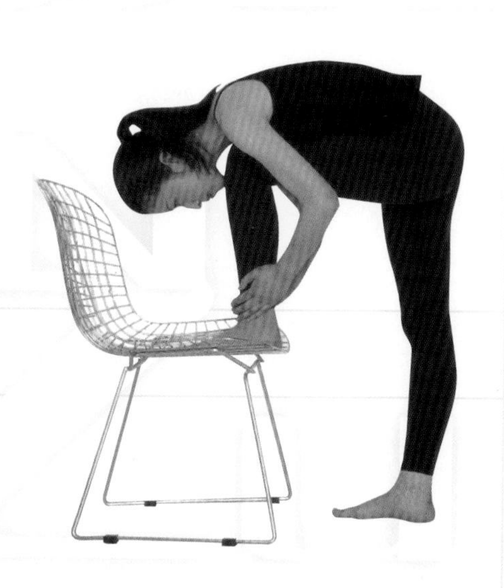

圖 3-32

功效：緩解久坐引起的下肢酸痛，預防抽筋及靜脈曲張，亦可去除腿部多餘贅肉，塑造腿部線條。

提示：保持姿勢的時候要放鬆身體。

動作九：椅後弓背式

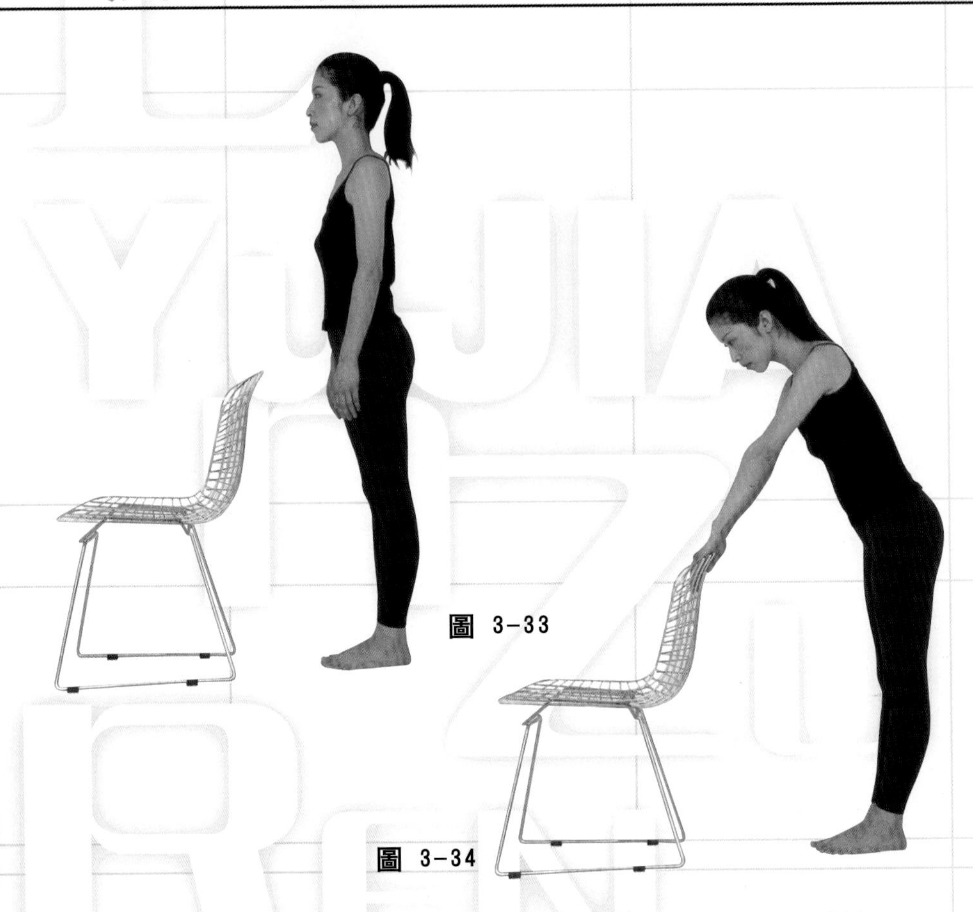

圖 3-33

圖 3-34

1. 面向椅背，挺直腰背，站立於椅後方。(圖 3-33)

2. 上體向前彎曲，雙手扶住椅背。(圖 3-34)

3. 吸氣，用力將背及腰部向後弓起，頭向下。(圖 3-35)

4. 呼氣，眼看腹部，停留，做深呼吸，腰背盡量向後弓，放鬆還原。(圖 3-36)

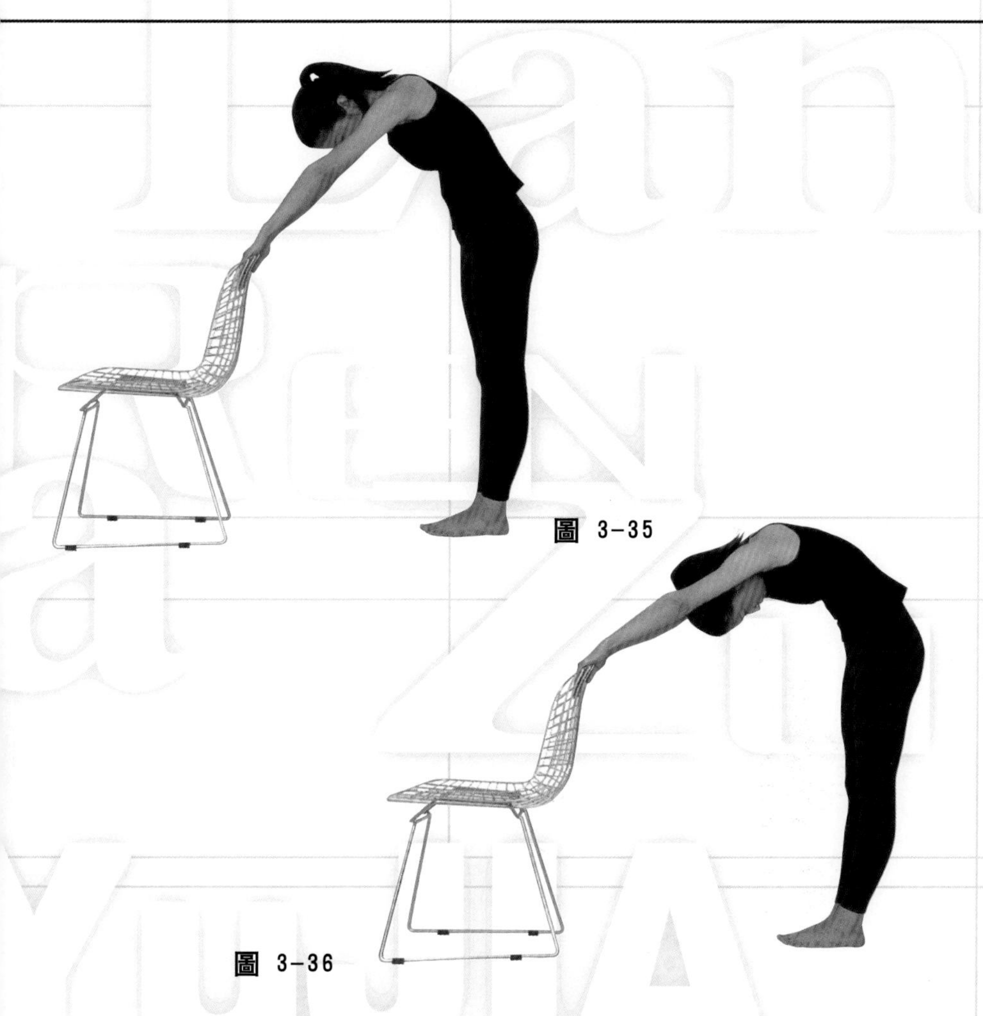

圖 3-35

圖 3-36

功效：消除因長期久坐引起的腰背酸痛，亦可矯正脊柱。

提示：去除疼痛5分鐘見效，持續練習1週以上效果更佳。每天做3～5次，每次練習3～5分鐘即可。

動作十：椅旁側伸展式

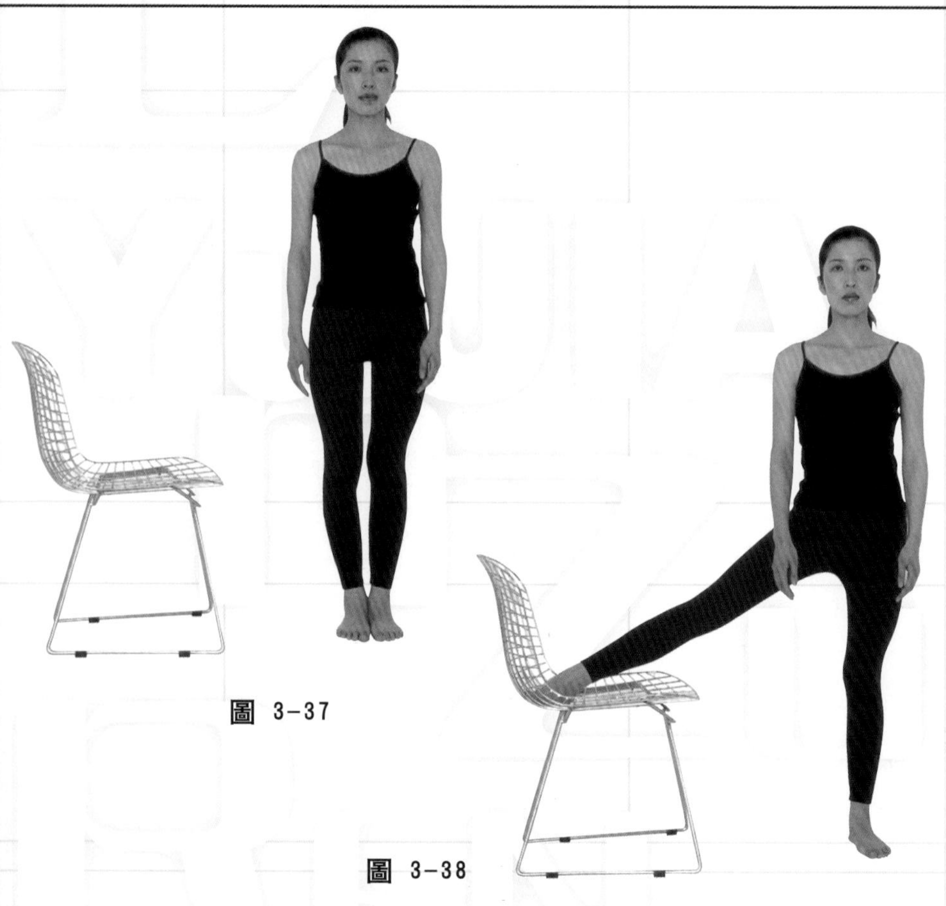

圖 3-37

圖 3-38

1. 側對椅子站立。(圖 3-37)

2. 吸氣，將右腿擱在椅子上。(圖 3-38)

3. 呼氣，身體向右彎曲，右手抓右腳踝，左臂向上伸展。(圖 3-39)

4. 繼續彎曲身體，左手盡量伸展。回位，重複另一側。(圖 3-40)

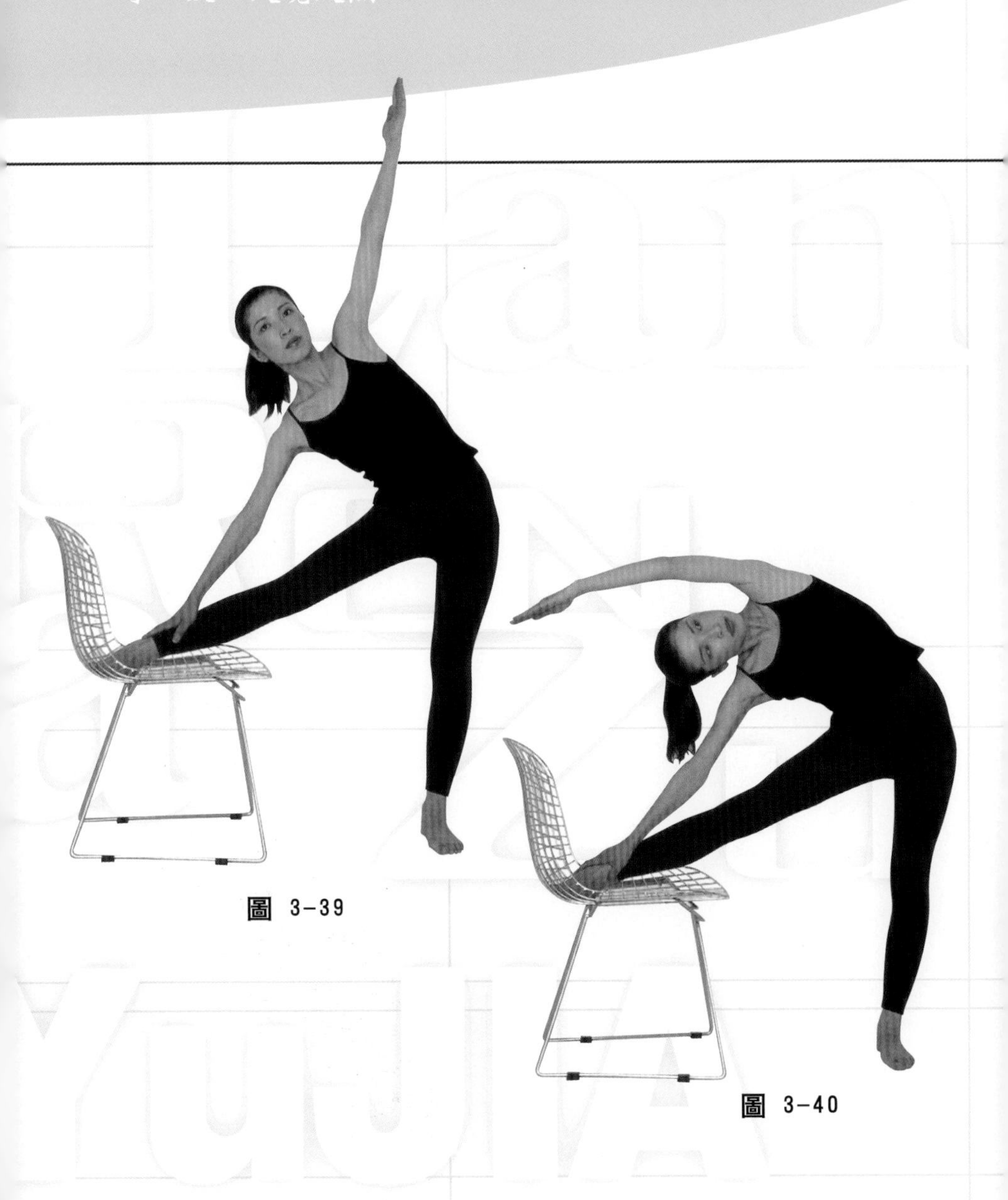

圖 3-39

圖 3-40

功效：伸展身體兩側的肌肉，減緩肩、背的僵硬。

提示：認真感受體側肌肉的伸展。

星期四

解壓舒心瑜伽

LANREN & YUJIA
RENZU YUJIA

∷　　工作第四天了，壓力越來越大，眼看週末將至，還有許多工作要做，弄不好又要加班，想想就心煩。情緒特別容易激動，晚上回家後還常失眠，白天掛着兩個「熊猫眼」，工作精力不集中。長此以往，恐被「炒魷魚」。

∷　　解壓舒心瑜伽正是由簡單易學的幾個動作幫助你消除壓力、緩解疲勞、增加信心與意志力、調節心浮氣躁的情緒。讓你勇往直前。

動作一：椅上丹田呼吸式

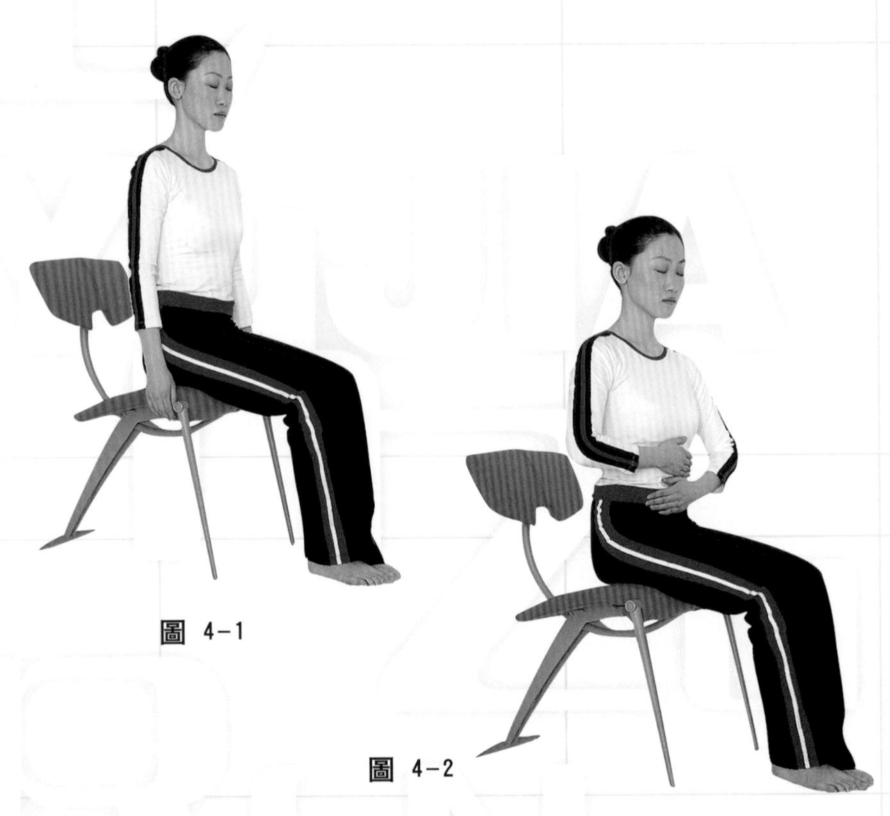
圖 4-1

圖 4-2

1. 坐於椅前 1/2 處，雙手自然下垂，閉上雙眼，深呼吸。（圖 4-1）

2. 雙手分別置於上下腹部。（圖 4-2）

3. 深呼吸，讓氣體由鼻吸入，經咽喉、氣管、肺、胃直到腹部充滿氣體，使腹部向外凸出。（圖 4-3）

4. 慢慢呼氣，體會氣體由腹部，經胃、肺、氣管、咽喉至鼻腔排出，腹部凹進。（圖 4-4）

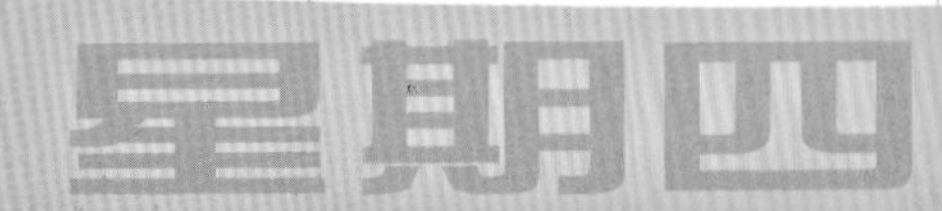

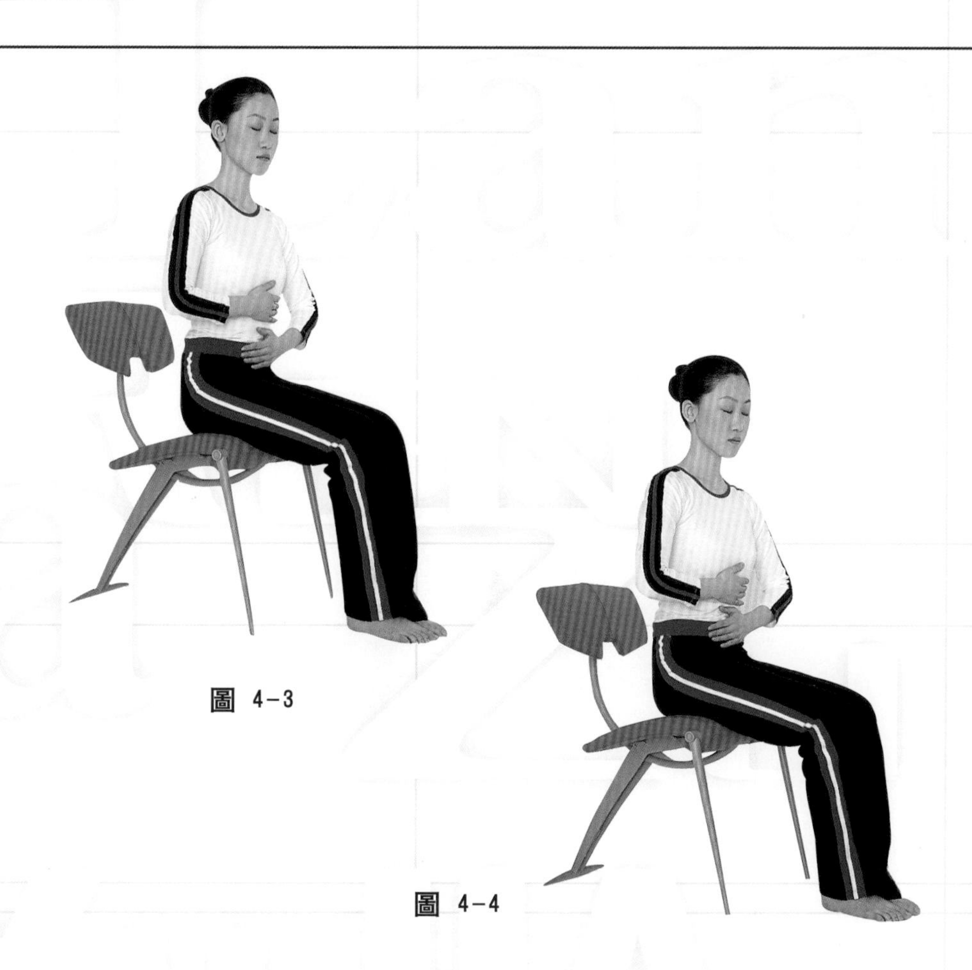

圖 4-3

圖 4-4

功效：此呼吸法又稱腹式呼吸法，可消除緊張情緒，緩解壓力與胸悶，穩定心情，亦可有效地將體內廢氣排出體外，增加身體抵抗力。

提示：此呼吸法是所有瑜伽練習都使用的呼吸法。堅持練習，可有效減壓。

動作二：椅上後仰式

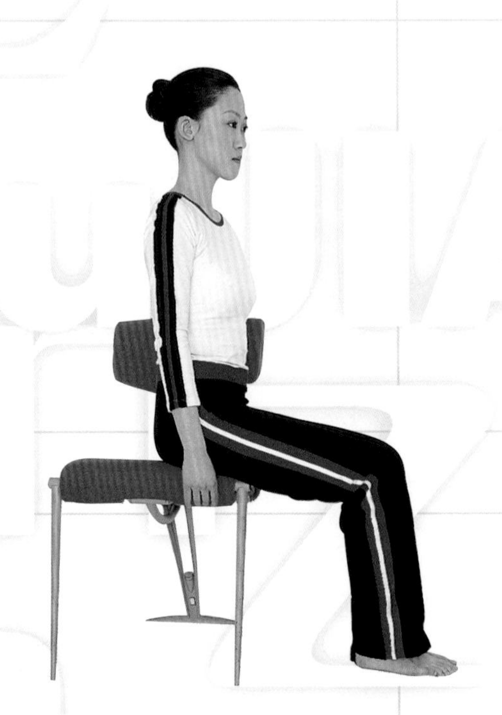

圖 4-5

1. 側坐椅側 1/2 處，深呼吸。（圖 4-5）

2. 雙手抓住椅座，身體向後平躺，頭後仰，雙腳着地、屈膝。（圖 4-6）

3. 重心穩定後，將雙腳向前伸直，全身放鬆，做深呼吸。堅持數秒後，還原放鬆。（圖 4-7）

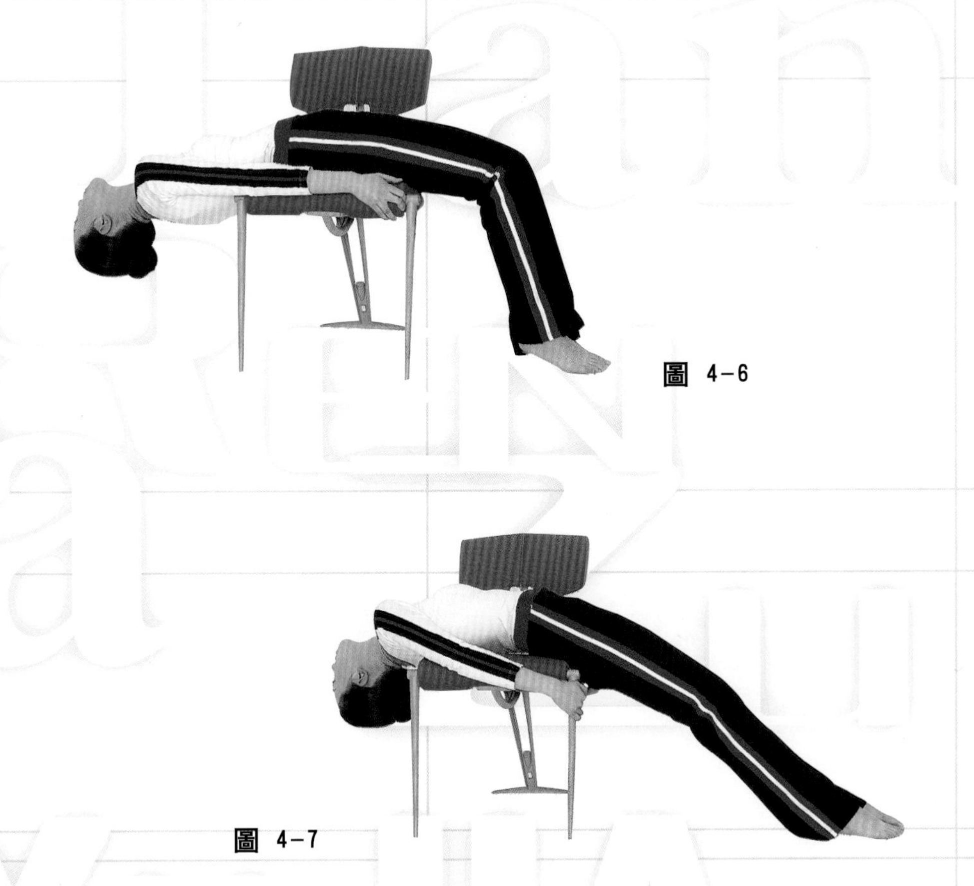

圖 4-6

圖 4-7

功效：消除長期久坐引起的疲勞不適。腰，背酸痛與腹部贅肉。讓血液充盈大腦，身心輕鬆。

提示：高血壓病人禁做此式。除雙手保持緊張外，身體其他部位應盡量放鬆，堅持練習3天以上，可消除身體疲勞不適，輕鬆緩壓。

動作三：椅上體前屈式

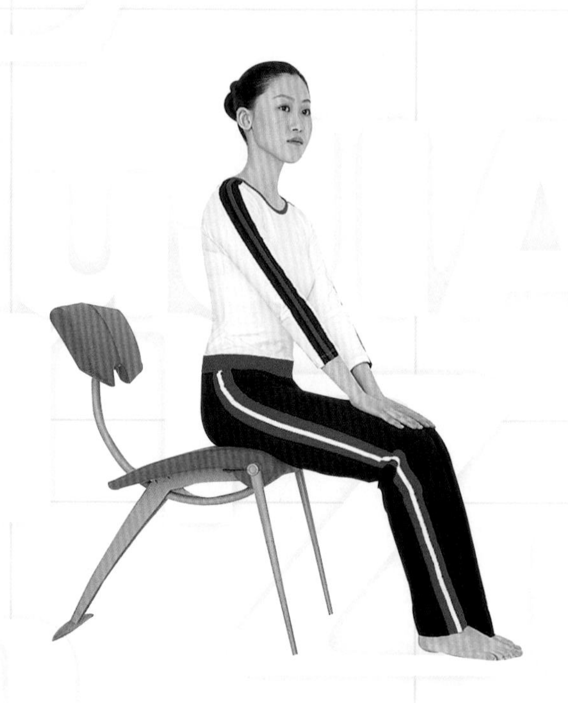

圖 4-8

1. 正坐於椅前1/3處，雙腿伸直併攏前伸，腳掌着地。（圖 4-8）

2. 上體前傾，吸氣，雙手前伸。（圖 4-9）

3. 慢慢呼氣，頭盡量觸及小腿，雙手抓腳踝，胸、腹部盡量靠近大腿。停留數秒，保持呼吸。（圖 4-10）

4. 吸氣，還原放鬆，重複練習 3 ~ 5 次。

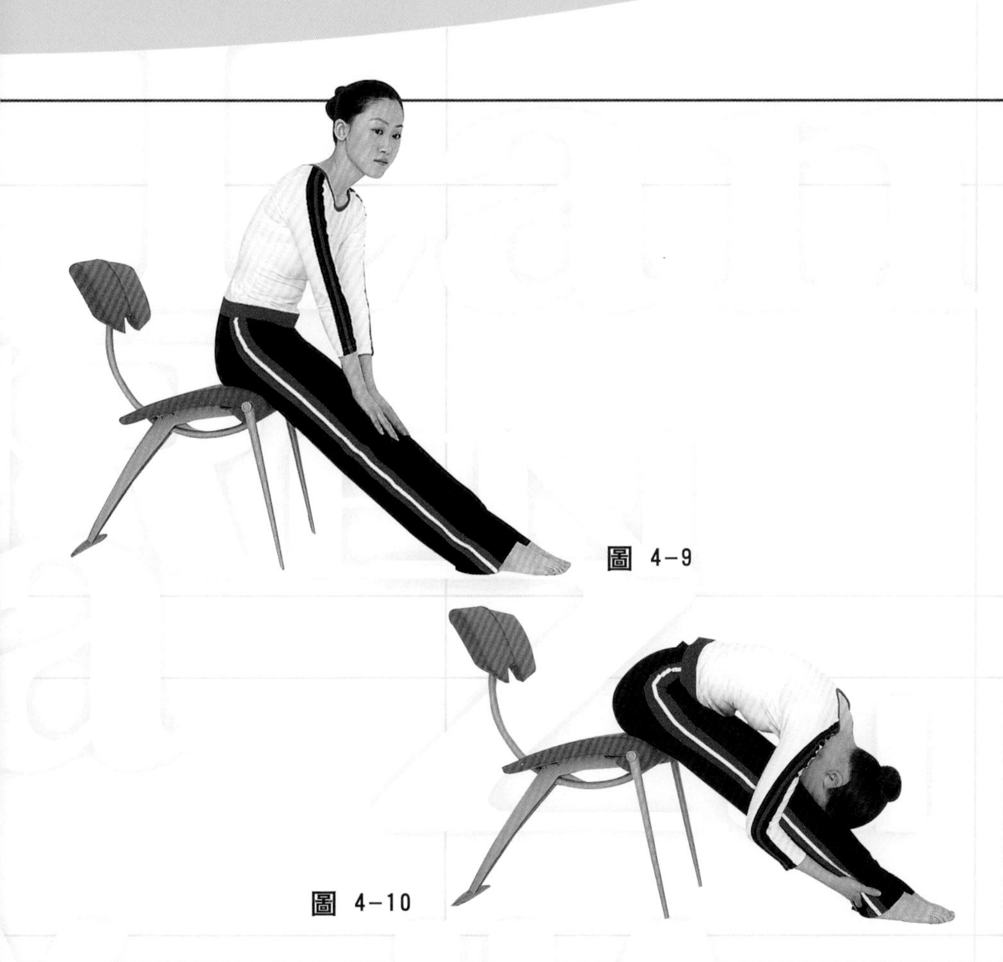

圖 4-9

圖 4-10

功效：由體前屈運動，充分伸展腿部及背部肌肉，促進血液循環，增加腦部供血，有效緩解頭部不適，亦可預防失眠、胸悶、心悸等症。

提示：在動作過程中，腰、背及肩關節應放鬆。如上體無法觸及腿部時，不必勉強，力所能及地達到最大限度即可。持續練習 3 ~ 5 天對失眠有較好療效。

動作四：椅上蓮花坐式

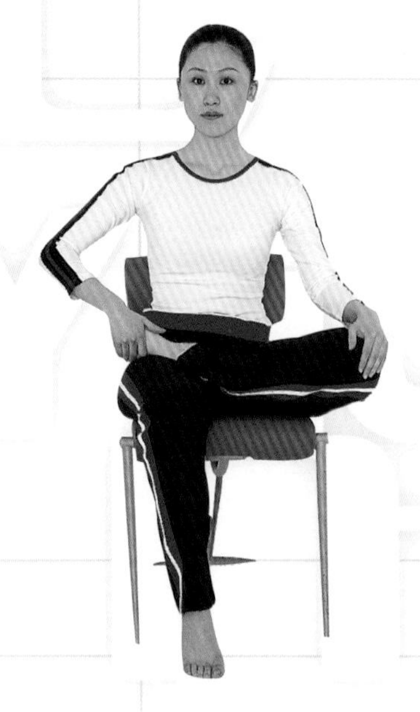

圖 4-11

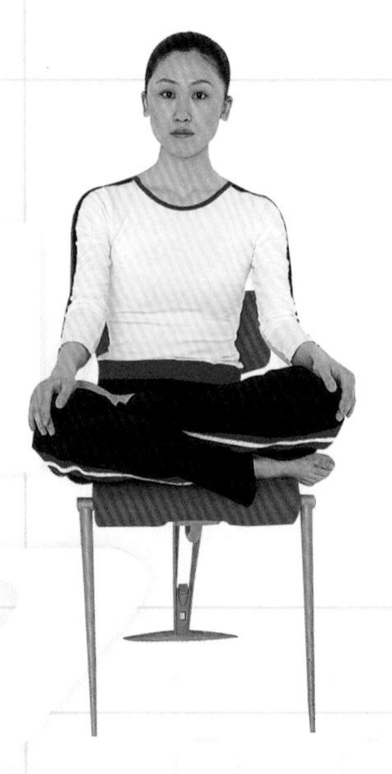

圖 4-12

1. 挺胸抬頭，背靠椅背，將左腳抬起放於右大腿上，腳心向上。（圖 4-11）

2. 將右腳放於左大腿下，靠近臀部，成半蓮花坐。（圖 4-12）

3. 將右腳跨過左腿，放於左大腿上，腳心向上，成全蓮花坐。雙手合掌置於胸前，做腹式呼吸數次（亦可閉目）。（圖 4-13）

4. 亦可將拇指與食指相觸，其他三指伸直，手心向上，分別放於同側雙膝處，做腹式呼吸數次（亦可閉目）。（圖4-14）

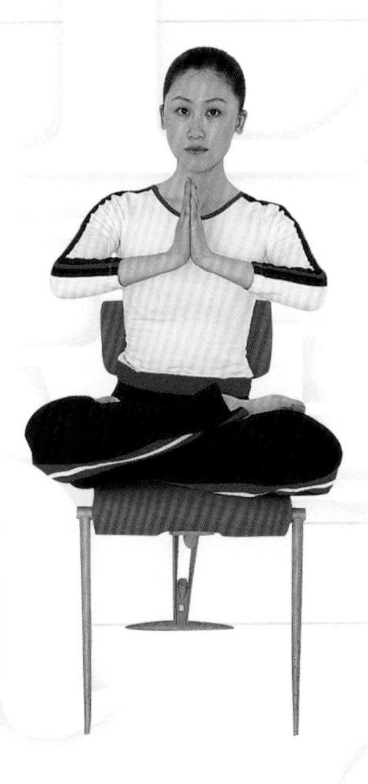

圖 4-13

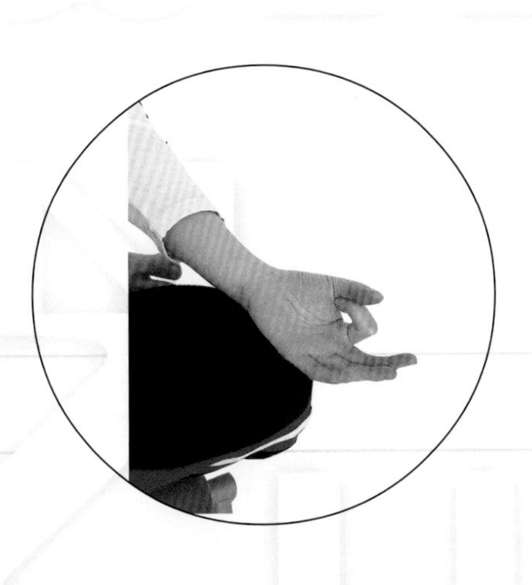

圖 4-14

功效：静心養神，消除緊張、胸悶，心浮氣躁等症。有效緩解因緊張引起的壓力過大，使人心平氣和。

提示：如無法做到雙盤，也可單盤。放下後用手掌按摩膝蓋和脚踝。

動作五：椅上平躺式

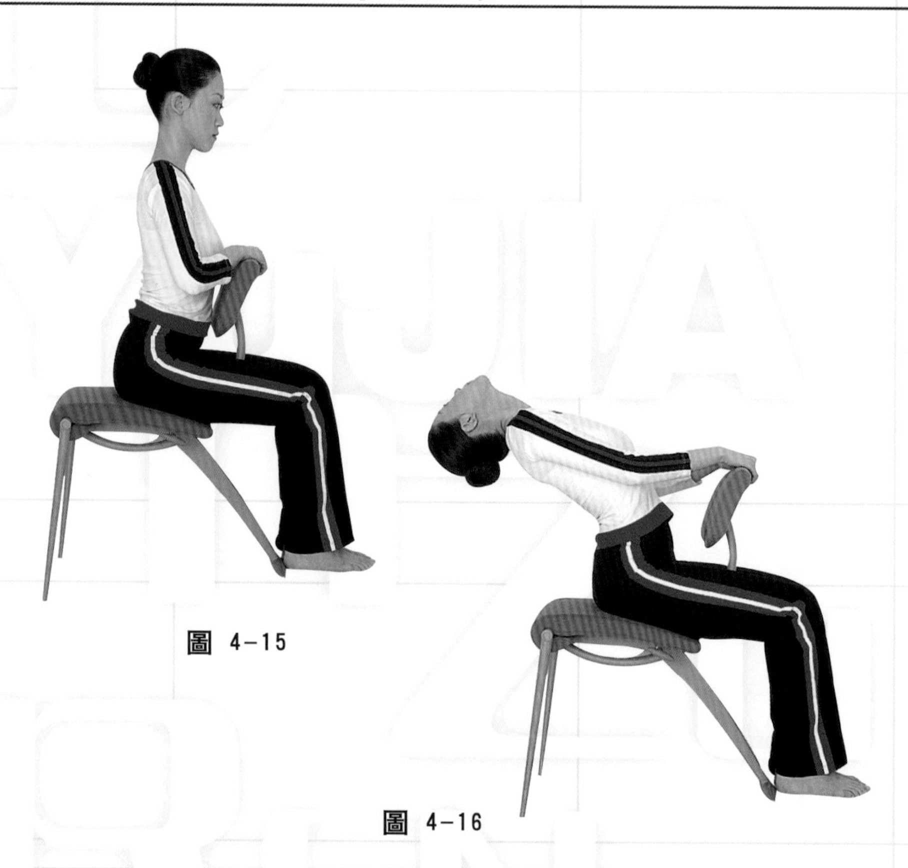

圖 4-15

圖 4-16

1. 跨坐於椅上，腹部貼緊椅背，深呼吸。（圖 4-15）

2. 雙手扶住椅背，上體慢慢後仰。（圖 4-16）

3. 上體平躺於椅座上，頭後仰，眼睛看前方，雙手抓住椅背，調整身體重心。（圖 4-17）

4. 重心調穩後，雙腳前伸，雙腿自然伸直，從頭至腳全身放鬆，停留數秒，深呼吸，還原放鬆。（圖 4-18）

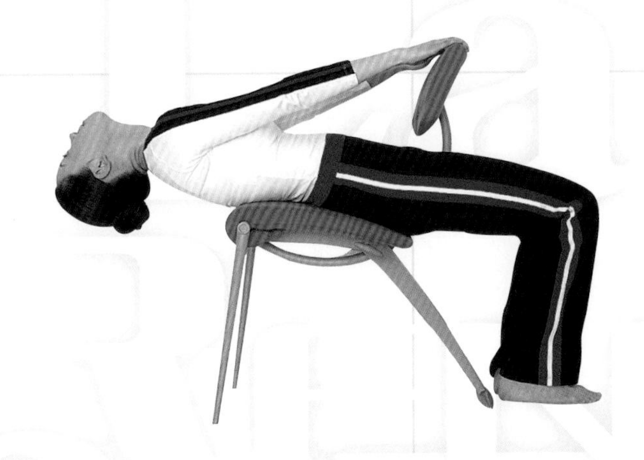

圖 4-17

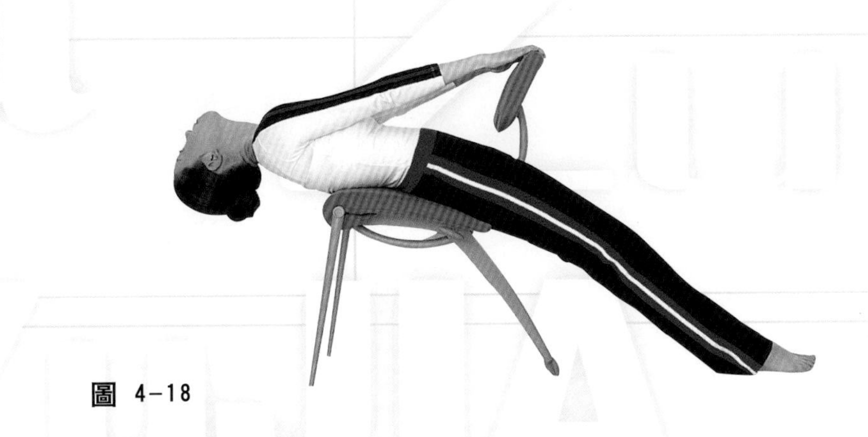

圖 4-18

功效：促進全身的血液循環，消除疲勞，緩解壓力，增加體力，也可以減肥，美容養顏。

提示：高血壓患者禁做此式。

動作六：椅旁三角轉動式

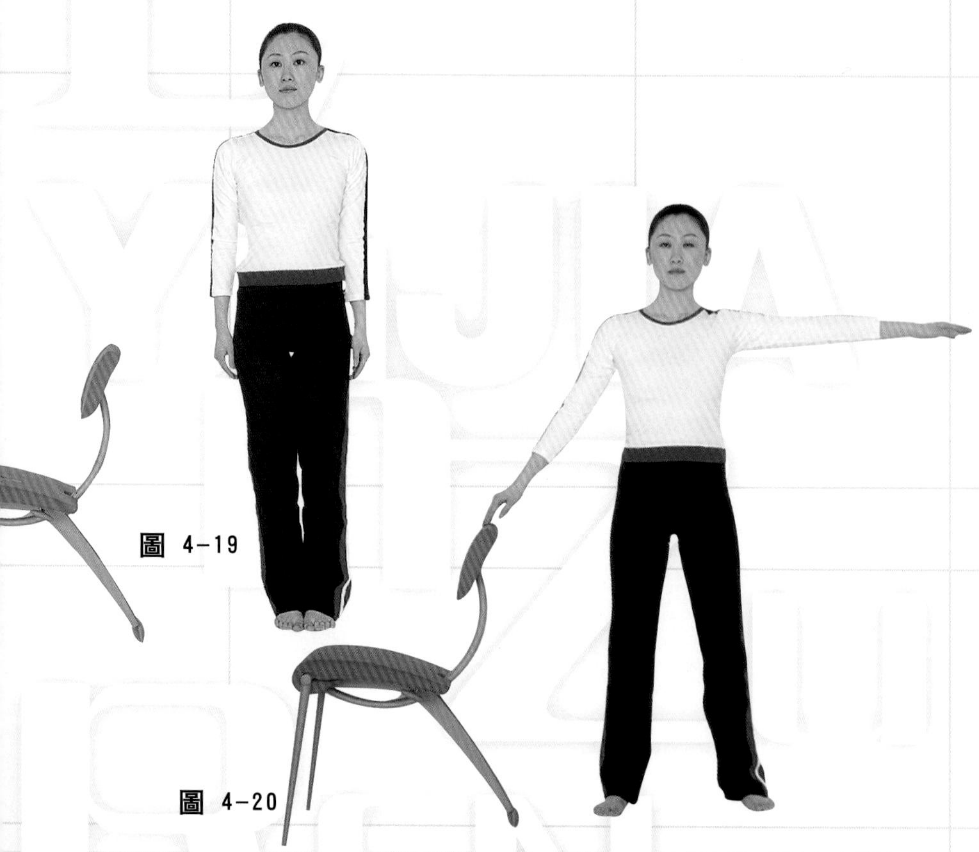

圖 4-19

圖 4-20

1. 側對椅背，直立，兩臂放於體側。(圖 4-19)

2. 右手扶椅背，左臂側平打開。呼氣，上體右轉。(圖 4-20)

3. 右脚向右轉 90℃，左脚右轉 60℃。(圖 4-21)

4. 左手扶椅背，右手離開向上伸展。右臂向上伸直，眼看右手，深呼吸，保持20～30秒，回位。重複另一側。(圖 4-22)

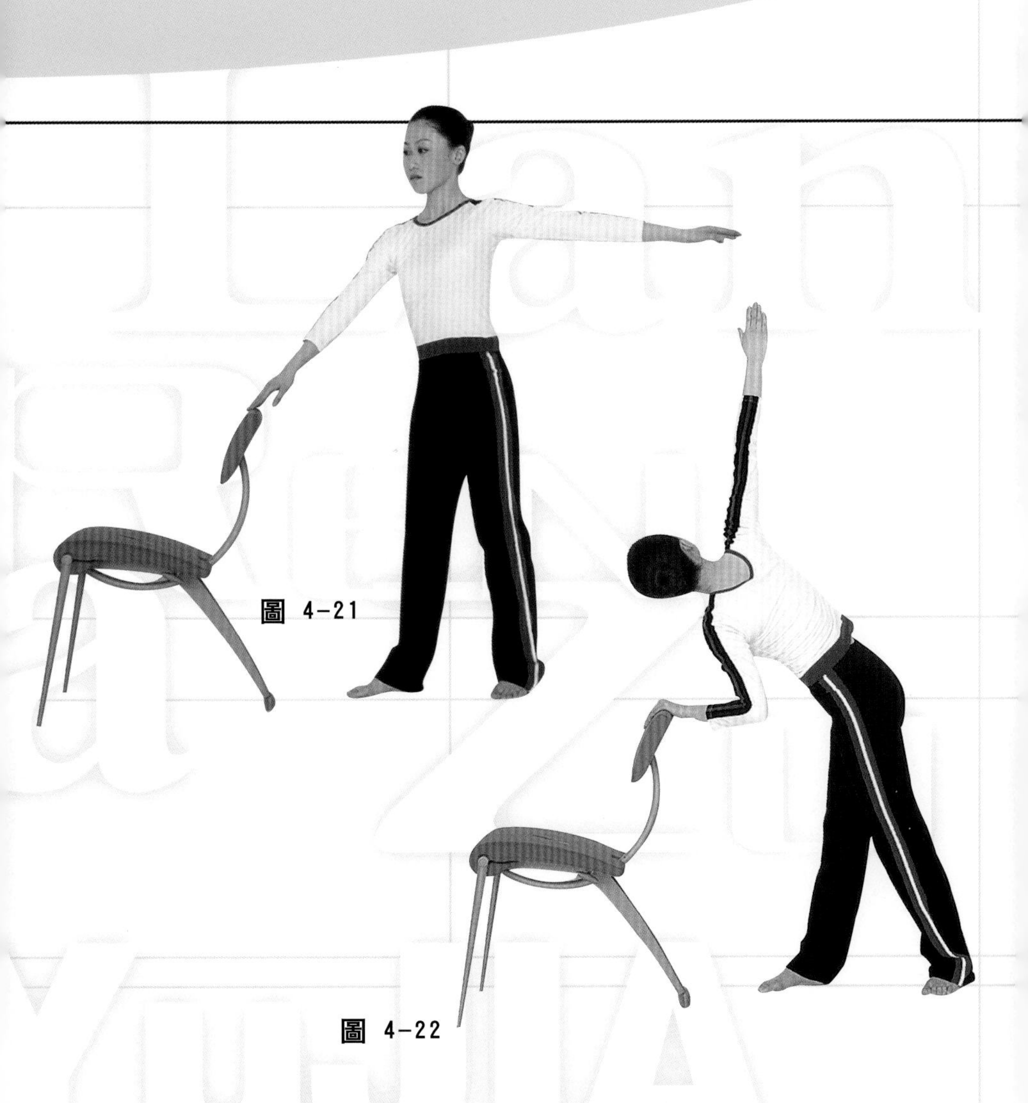

圖 4-21

圖 4-22

功效：滋養脊柱神經，緩解精神壓力，全身肌肉都可得到鍛鍊，亦可達到減脂、消除背痛的功效。

提示：孕婦慎做此式。身體重心要保持好平衡。每天做2～3次。

動作七：椅旁上輪式

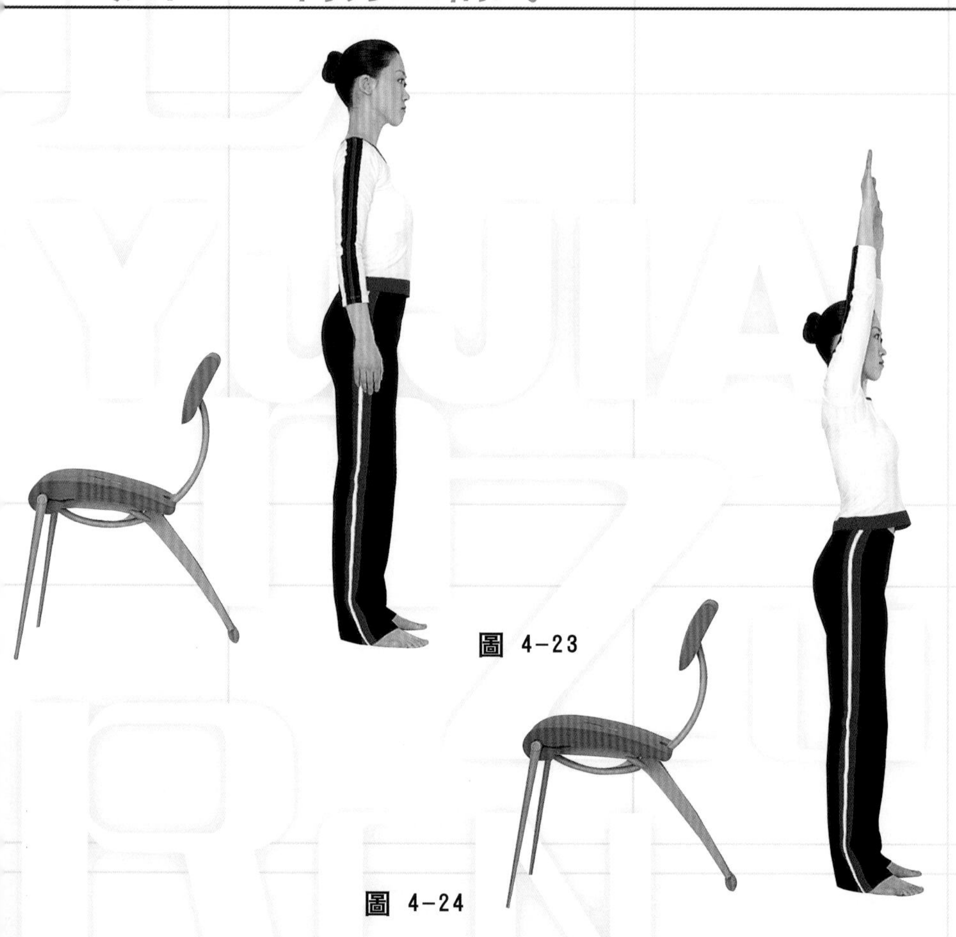

圖 4-23

圖 4-24

1. 背對椅背正立，深呼吸。(圖 4-23)
2. 吸氣，上伸手臂。(圖 4-24)
3. 呼氣，向後彎腰，動作應緩慢。(圖 4-25)
4. 雙手抓住椅背後，停留數秒，深呼吸，還原放鬆。(圖 4-26)

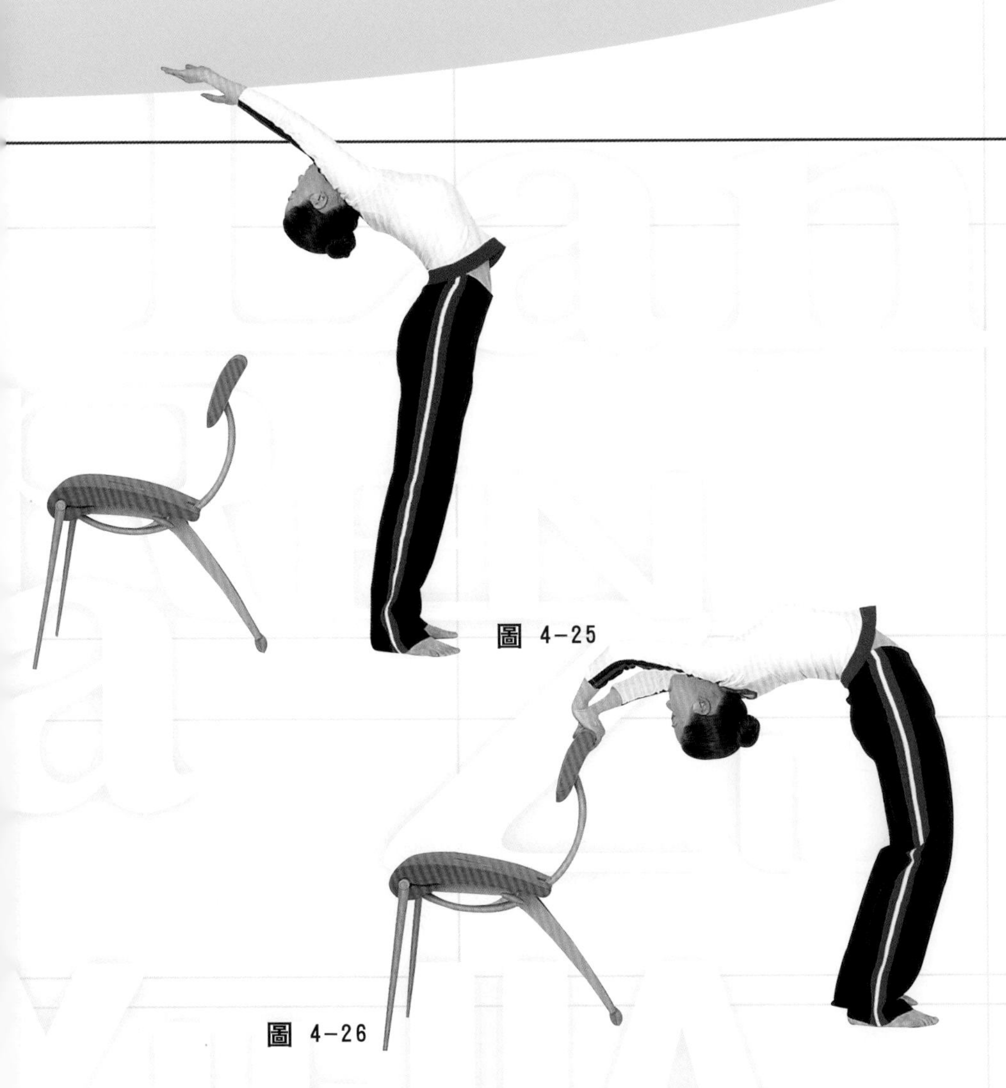

圖 4-25

圖 4-26

功效：促進全身血液循環，增強身體大部分關節功能與肌肉力量。讓頭腦輕鬆愉悅，全身活力十足，有效緩解壓力。

提示：此式對於初練者較難，最好有其他人員幫助完成。高血壓患者禁做。每天做 3 ～5 次。

動作八：椅上伸腿式

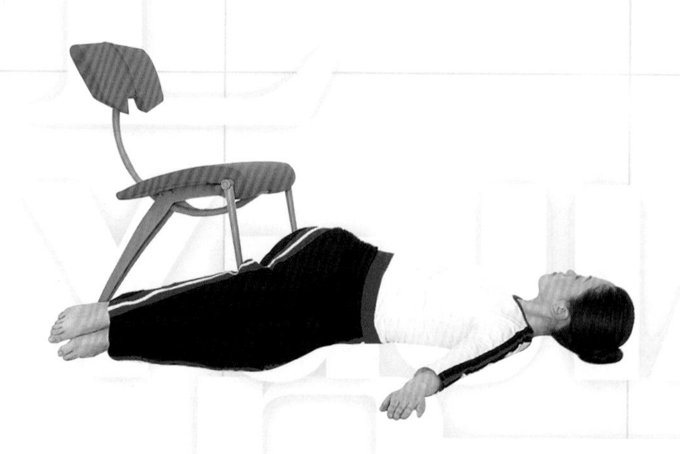

圖 4-27

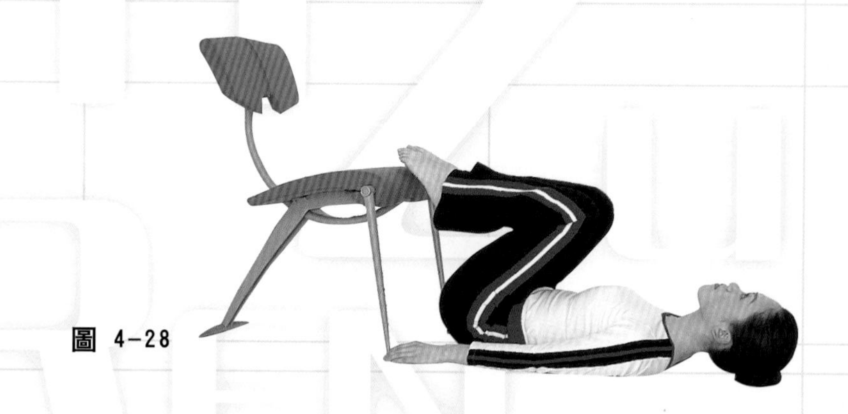

圖 4-28

1. 側臥於椅前。(圖 4−27)

2. 轉體，屈膝，雙腳觸椅座雙手扶地。(圖 4−28)

3. 將小腿放於椅上，吸氣。(圖 4−29)

4. 呼氣，向上用力伸直雙腿，停留 5 ~10 秒，還原放鬆。(圖 4−30)

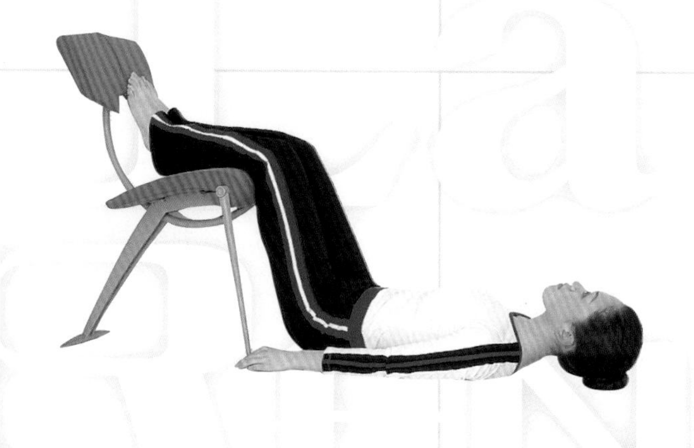

圖 4-29

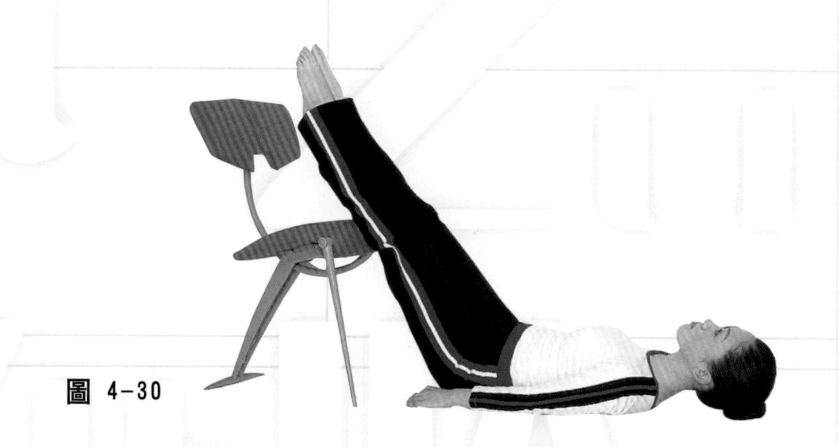

圖 4-30

功效：促進全身的血液循環及新陳代謝，緩解因長久工作引起的精神緊張，壓力過大。亦可美化腿部線條，美容養顏。

提示：完成動作時，應爲肩肘着地，每天做3～5次。

動作九：椅上嬰兒式

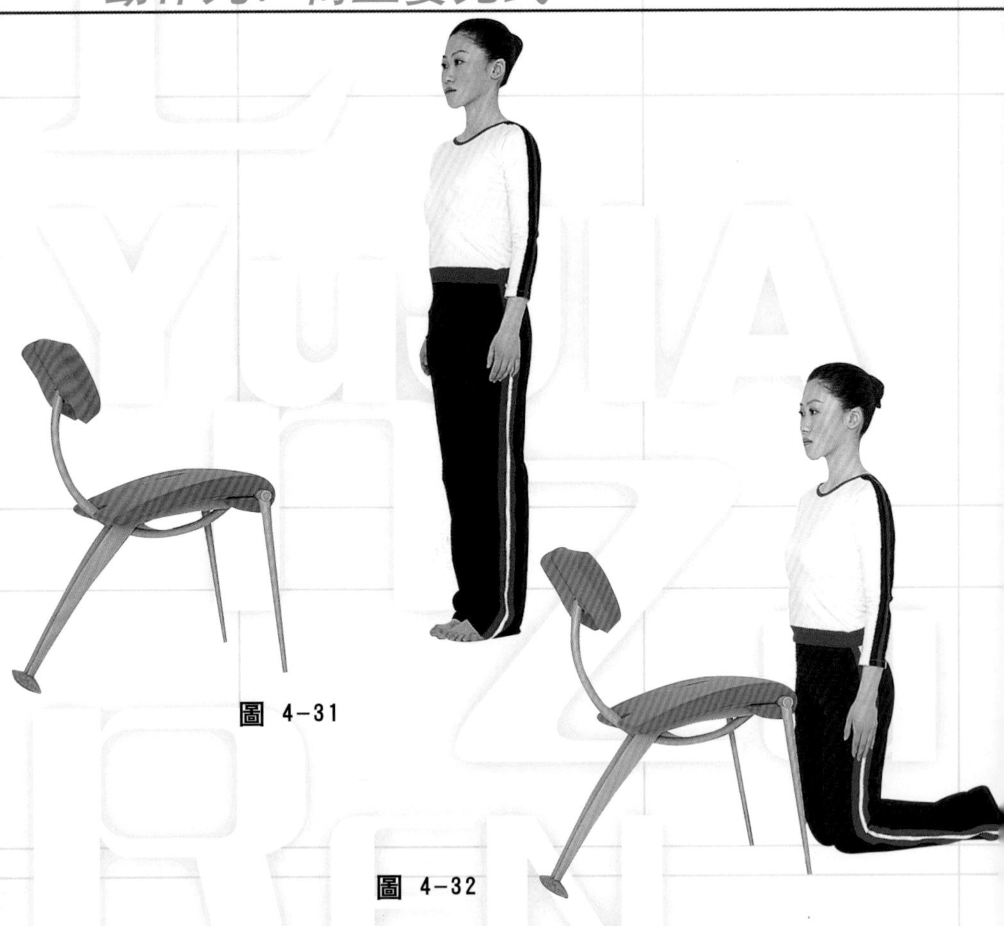

圖 4-31

圖 4-32

1. 面對椅子，正立，深呼吸。(圖 4-31)

2. 屈膝，下跪。(圖 4-32)

3. 雙臂屈肘胸前交叉放於椅上，吸氣。(圖 4-33)

4. 呼氣，上體前傾，頭觸雙手臂，閉上雙眼。放鬆休息 30 ~ 60 秒，深呼吸，精神集中於眉心。(圖 4-34)

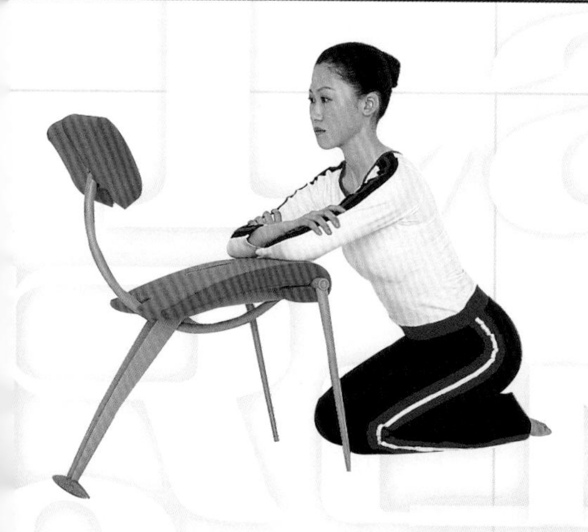

圖 4-33

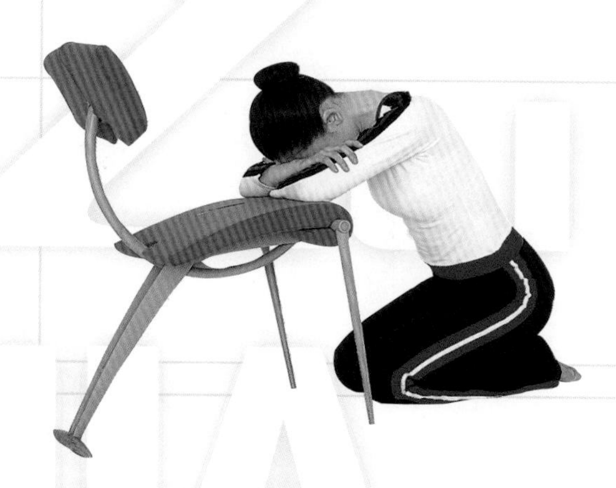

圖 4-34

功效：全身放鬆，平靜心靈，有效緩解工作壓力。

提示：精神集中，儘可能不想任何事情。開始有些困難，可以只想一件愉快的事。長期堅持，可有效緩解壓力。

動作十：頸部放鬆式

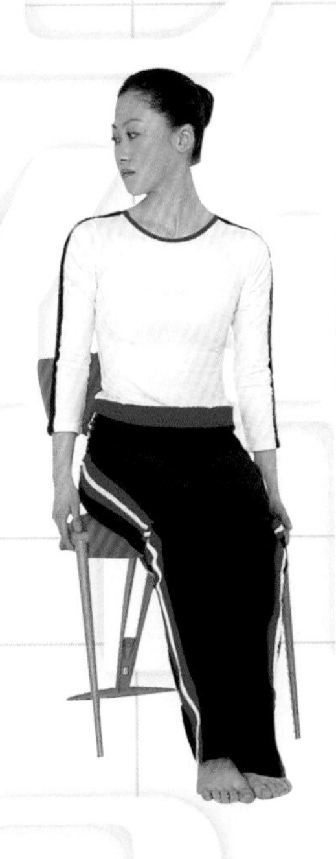

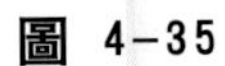

圖 4-35

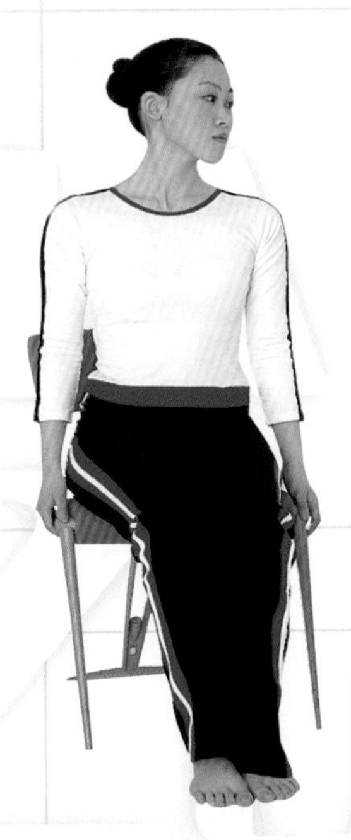

圖 4-36

1. 正坐椅上，深呼吸，呼氣，用力將頭轉向右側，吸氣頭回正中。（圖 4-35）

2. 呼氣，用力將頭轉向左側，吸氣，頭回正中。（圖4-36）

3. 呼氣，頭向下，下頦盡量觸胸。（圖 4-37）

4. 吸氣，頭後仰，眼向後上方看，呼氣，還原放鬆。（圖 4-38）

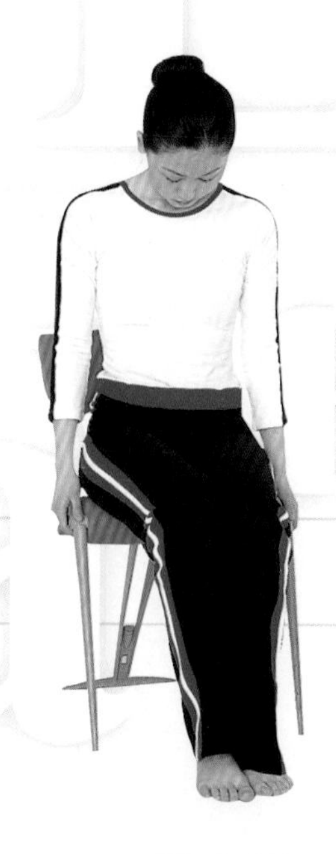

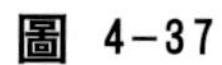

圖 4-37

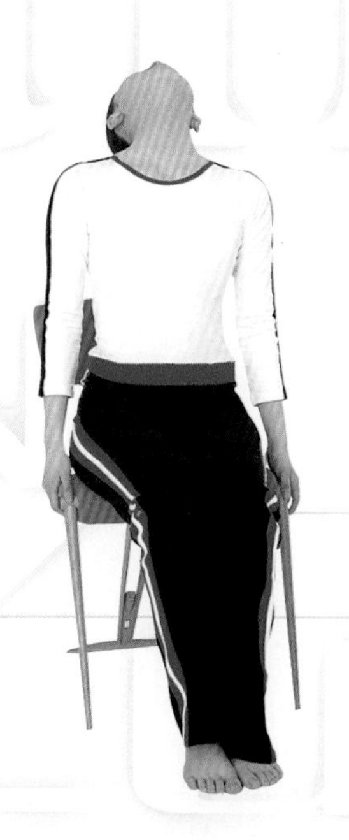

圖 4-38

功效：緩解頸部的僵硬，促進頸部與頭部的血液循環，消除疲勞。

提示：運動頸部時，呼吸自然，速度盡量緩慢。

動作十一：腰背放鬆式

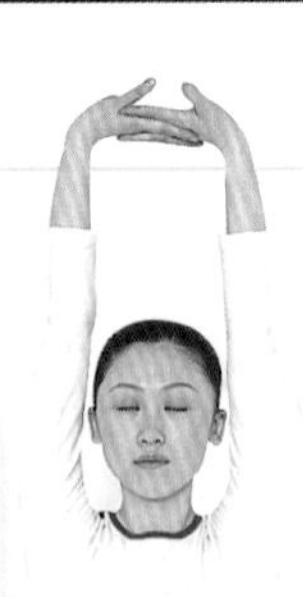
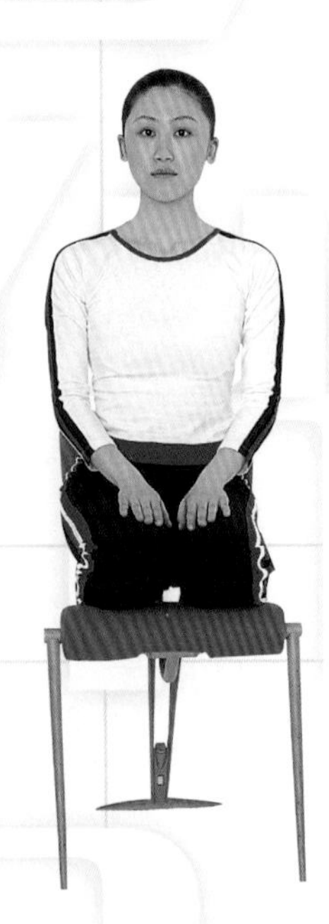

圖 4-39

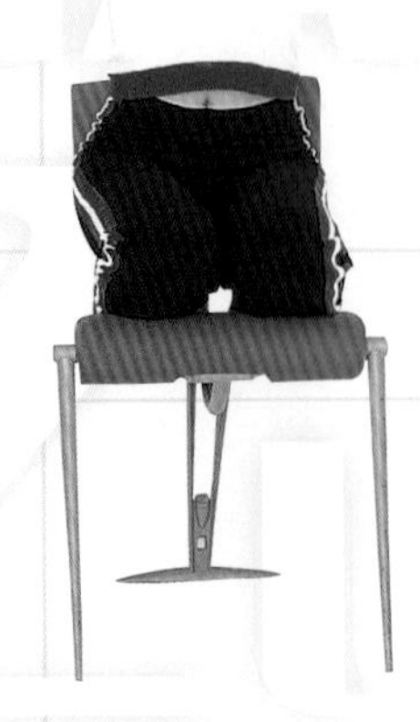

圖 4-40

1. 兩腿跪於椅上，臀部坐在脚後跟上。（圖 4-39）

2. 吸氣，雙臂向上，雙手交叉。（圖 4-40）

3. 呼氣，身體與手臂向右彎曲，臀部向左移動，吸氣，身體回正中。（圖 4-41）

4. 呼氣，身體與手臂向左彎曲，臀部向右移動。左右各交換 5 次。（圖 4-42）

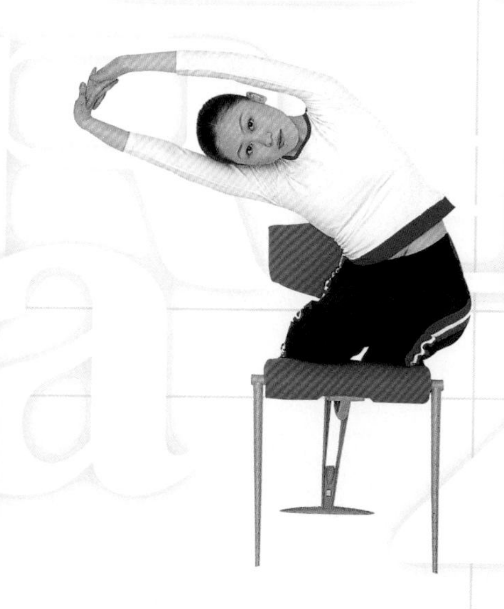

圖 4-41

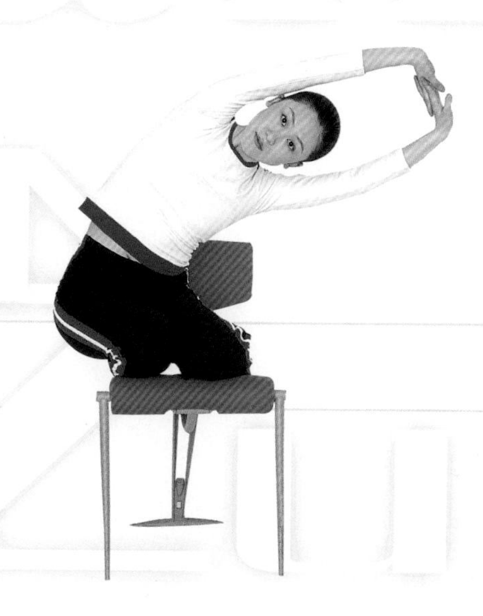

圖 4-42

功效：矯直脊椎，增加腰部肌肉力量，治療坐骨神經痛。

提示：如臀部移動有困難，只將臀部稍稍向側伸即可。

星期五

明目美臂瑜伽

:: 現代人工作離不開電腦，一週下來雙眼、雙手已透支。某一天，當你發現自己視力下降，雙手患肌腱炎時可就後悔莫及了。那麼請你抓緊時間放鬆一下雙眼和雙手吧！

:: 明目美臂瑜伽將幫助你有效放鬆手、腕、臂的肌腱，消除眼部的疲勞與不適，依舊靚麗可愛。

動作一：頭頂座椅式

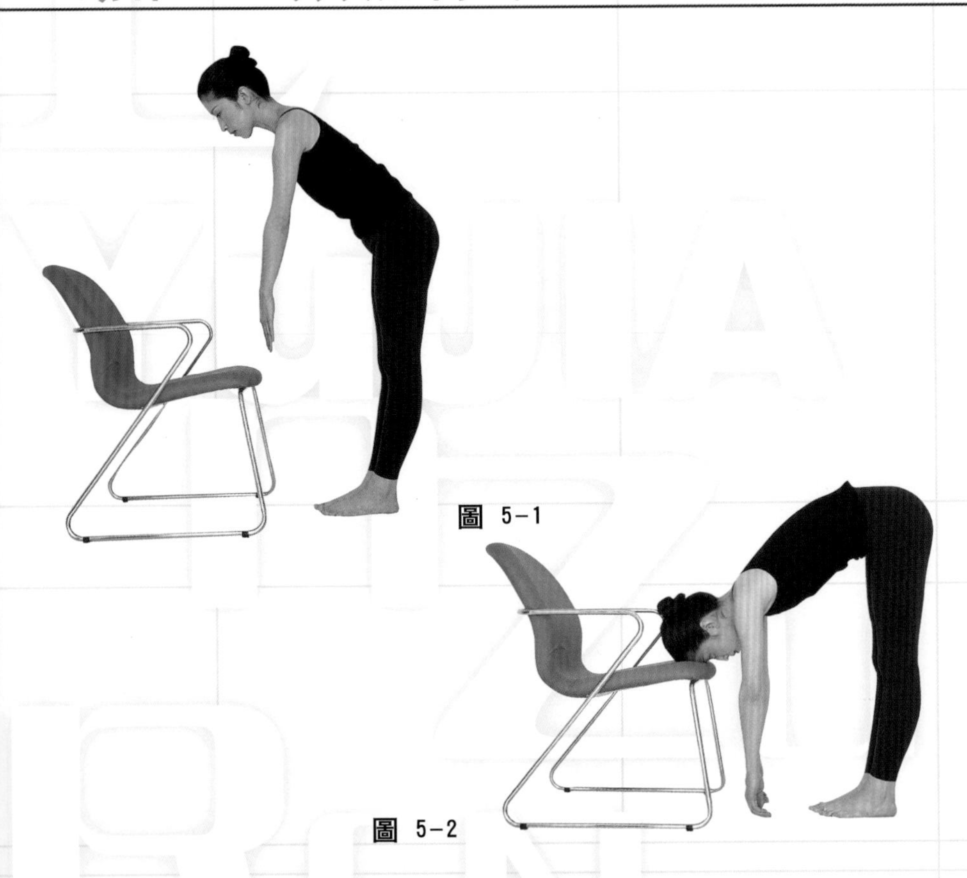

圖 5-1

圖 5-2

1. 站立於椅前方，呼氣，上體慢慢向前彎，雙手自然下垂。(圖 5–1)

2. 腿伸直，前額貼在座椅上，雙手自然下垂。(圖5–2)

3. 雙手抓住椅座，穩定重心。(圖 5–3)

4. 前臂放於椅上，吸氣，抬腳跟，收下頦，頭頂座椅，呼氣，保持數秒，深呼吸，還原放鬆。(圖 5–4)

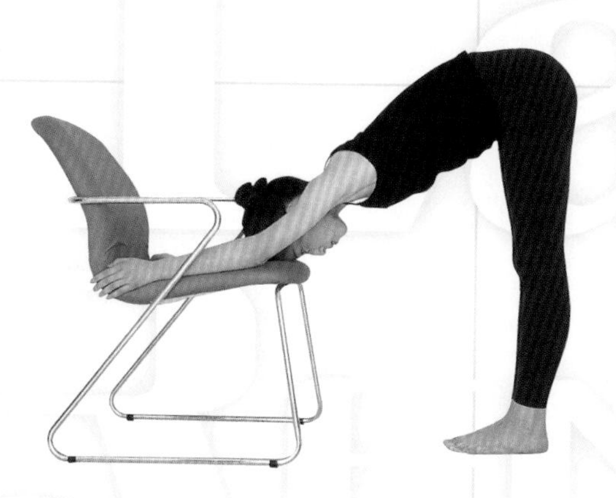

圖 5-3

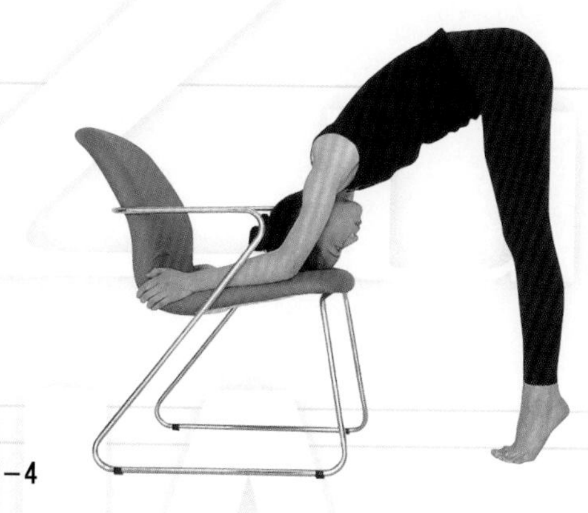

圖 5-4

功效：可預防近視，幫助提神，促進血液循環，有效解除頭昏，頭痛、失眠，亦可美容養顏。

提示：高血壓患者禁做。

動作二：椅上拉肘式

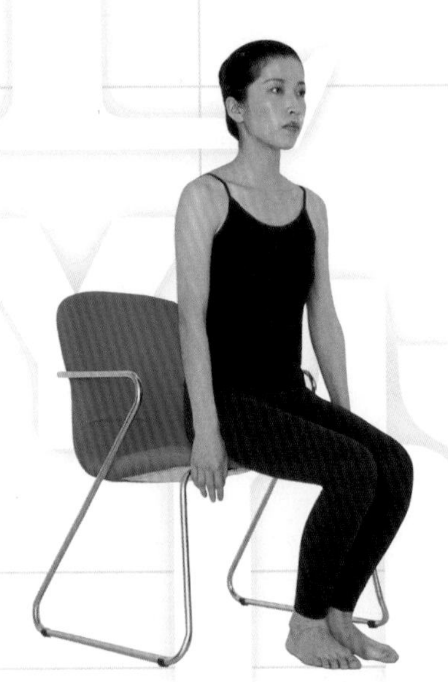

圖 5–5

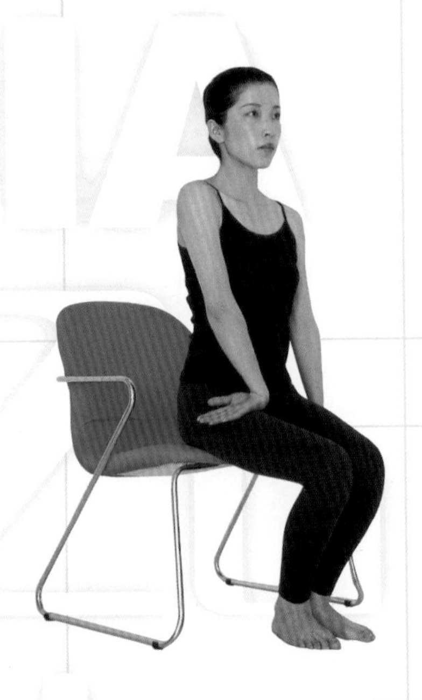

圖 5–6

1. 正坐於椅前1/3處，雙腳併攏，做深呼吸。(圖5–5)

2. 吸氣，屈右手，前臂內旋，手心向上，指尖向外，壓於大腿上。(圖 5–6)

3. 呼氣，左手抓右肘部。(圖 5–7)

4. 向左側平拉，到達極限後，深呼吸，停留數秒。(圖 5–8)

5. 回位，重複另一側手。

餘脂肪，美化手臂。

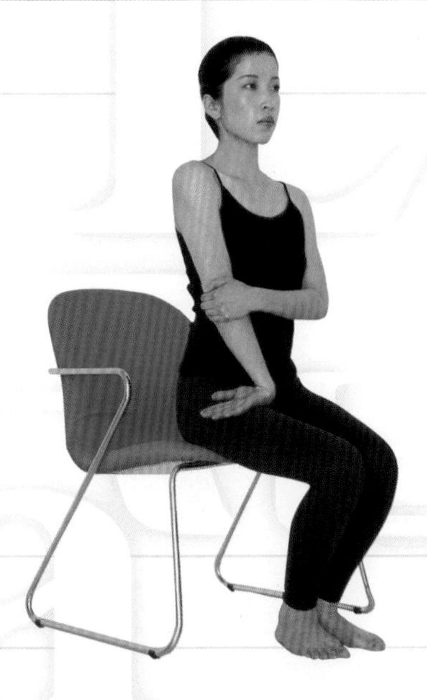

圖 5-7

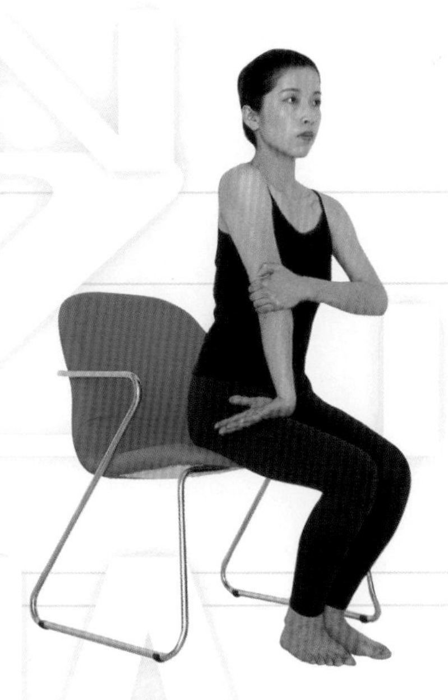

圖 5-8

功效：預防手部肌腱炎、腕管綜合症，可消除手臂多餘脂肪，美化手臂。

提示：上體保持正直，不可轉體。

動作三：椅上旋臂鬆腕式

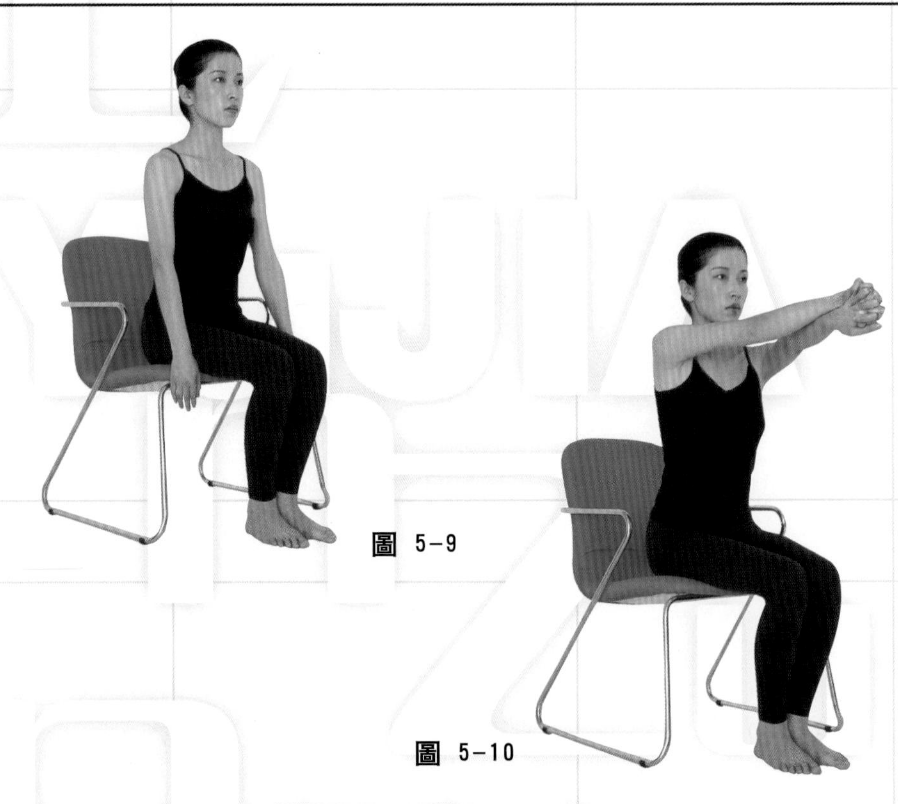

圖 5-9

圖 5-10

1. 正坐於椅前 1/2 處，深呼吸。(圖 5-9)

2. 吸氣，兩臂伸直，右手臂跨過左手臂，雙手拇指向下，十指相交。(圖 5-10)

3. 呼氣，將雙手握緊，由下而上，自胸前向上、向外翻出。(圖 5-11)

4. 伸直手臂，堅持數秒，深呼吸。回位，雙臂上下交換位置，再做一次。(圖 5-12)

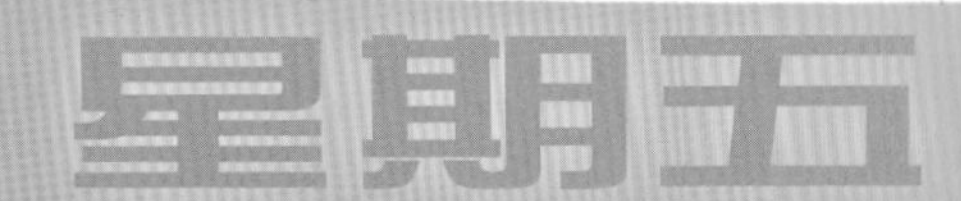

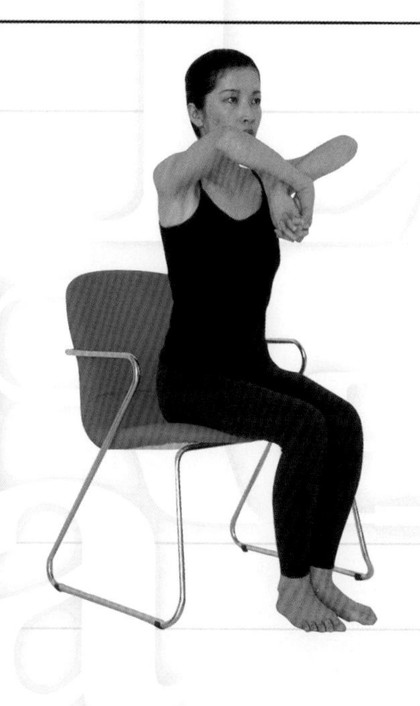

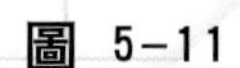

圖 5-11

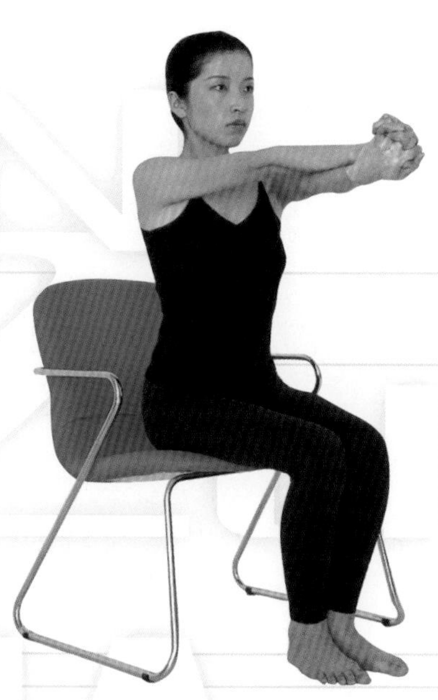

圖 5-12

功效：防止肌腱炎，消除手臂疲勞。增强腕關節、肘關節及前臂的活動度與肌肉力量，美化手臂線條。

提示：如不能充分伸直雙臂，達到自己最大極限，堅持數秒即可。若感到手臂疲勞可隨時練習。

動作四：指掌練習式

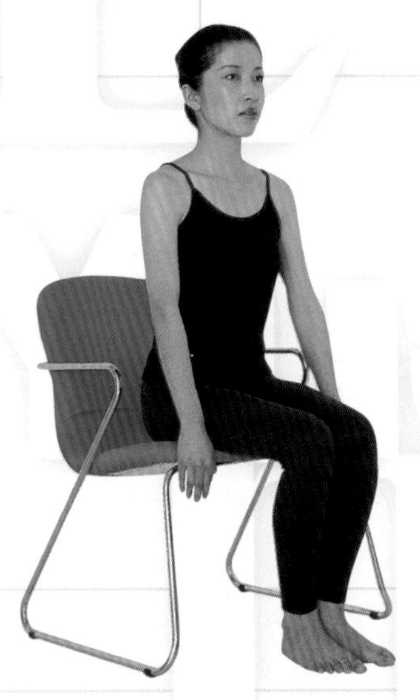

圖 5–13

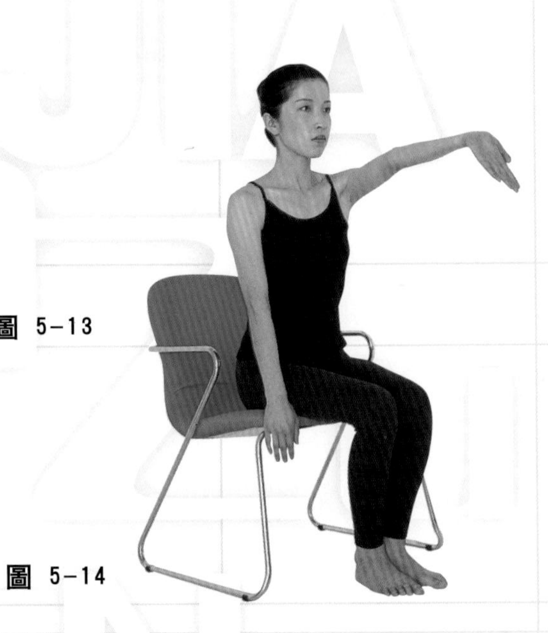

圖 5–14

1. 正坐於椅前 1/2 處。(圖 5–13)

2. 左手手心向上，手臂伸直。(圖 5–14)

3. 右手將左手掌向下、向後扳，與手臂呈 90℃。堅持數秒，深呼吸。回位，換做另側手。(圖 5–15)

4. 雙手合掌，屈肘交於胸前，指掌用力，做對抗運動，堅持數秒，深呼吸，還原放鬆。(圖 5–16)

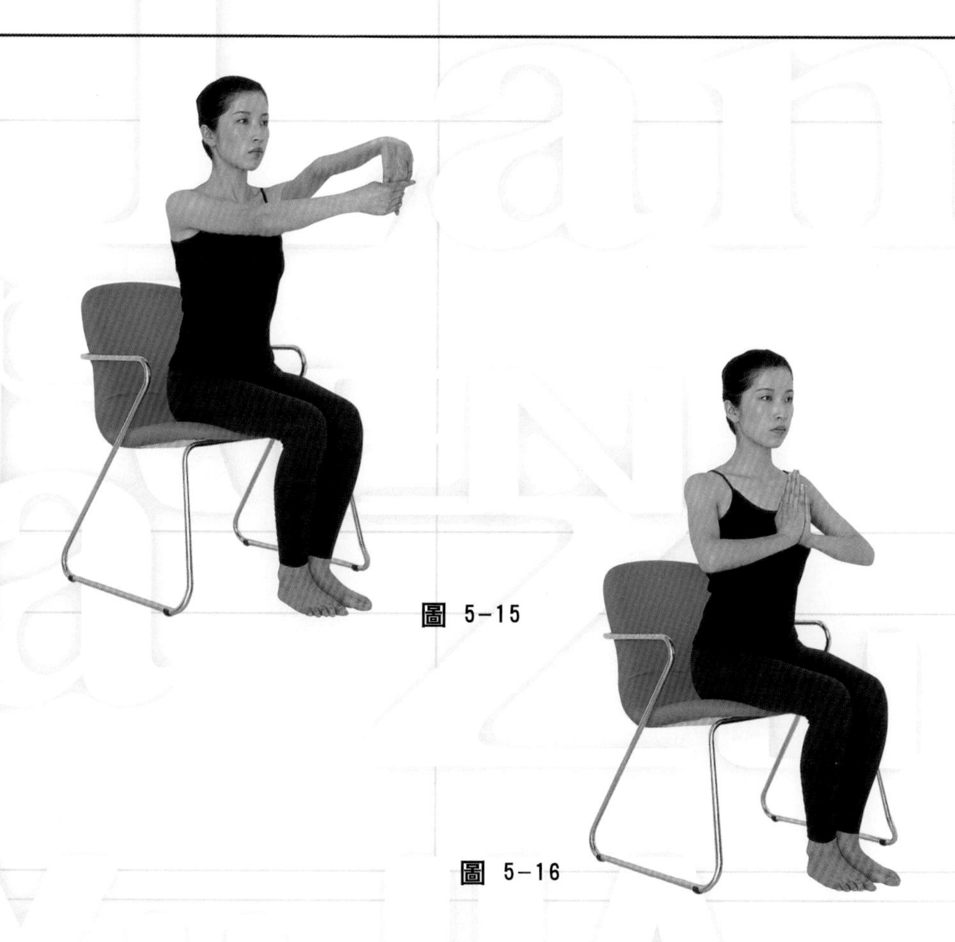
圖 5-15

圖 5-16

功效：增强手部及臂部的血液循環，消除手指及手腕疲勞，預防手指肌腱炎，防止手指抽筋，亦可加强手部關節靈活度，美化手指。

提示：長時間使用電腦或寫字後應及時練習，有效防止疲勞及肌腱炎。每天隨時可以練習。

動作五：雙手敷眼式

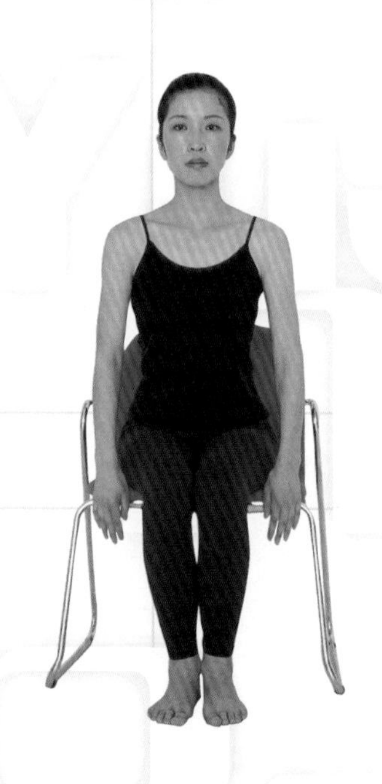

圖 5-17

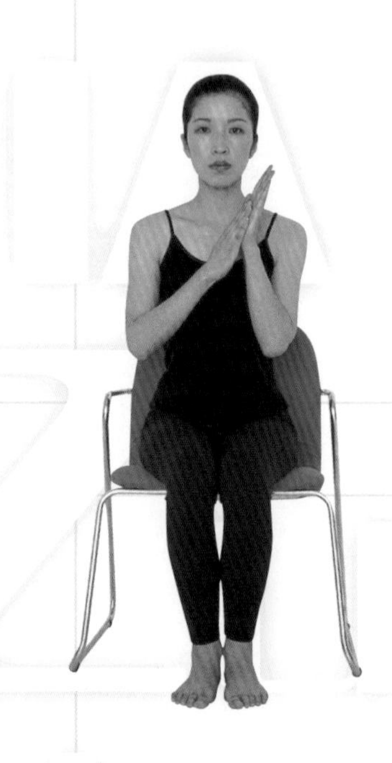

圖 5-18

1. 正坐於椅上1/2處，挺直腰背，深呼吸。(圖5-17)

2. 掌心相對用力摩擦，使其發熱。(圖5-18)

3. 閉上雙眼，將雙手掌心輕貼於眼上，反覆多次。(圖5-19)

4. 亦可雙手同時向內旋轉按摩眼部。(圖5-20)

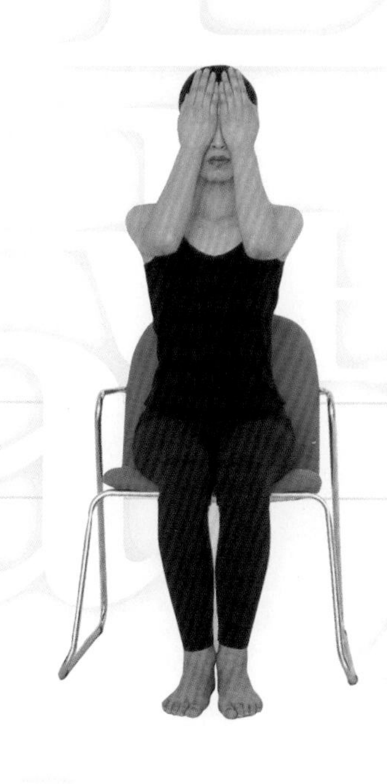

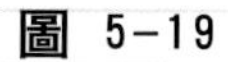

圖 5-19

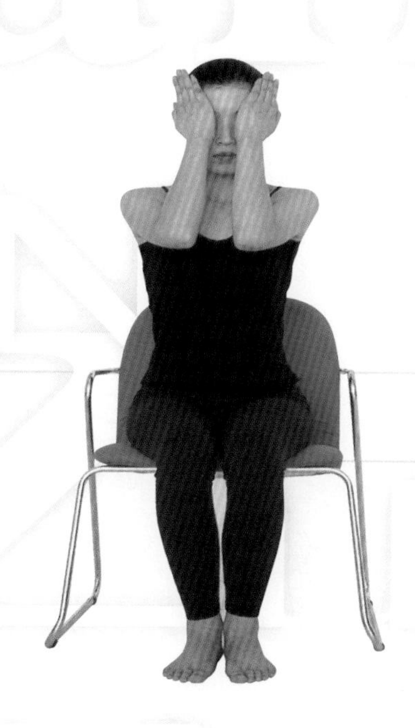

圖 5-20

功效：長時間工作後眼睛易疲勞，此式可緩解眼部疲勞，預防近視眼及眼睛乾澀不適。

提示：動作過程中，雙手按壓眼睛不可用力過大，當眼睛酸痛時即可進行，隨時隨地，直至眼睛感覺舒適爲止。

動作六：動眼睛式

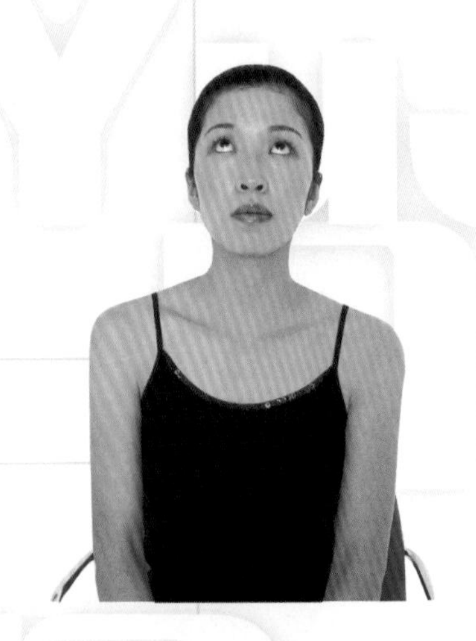

圖 5-21

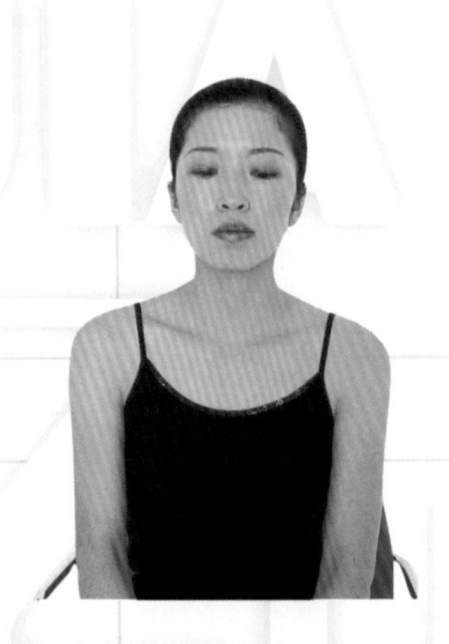

圖 5-22

1. 正坐於椅上，挺直腰背吸氣，雙眼向上看，停留 3 ~ 5 秒。(圖 5-21)

2. 呼氣，雙眼向下看，停留 3 ~ 5 秒。(圖 5-22)

3. 吸氣，向左看，呼氣，回正中。(圖 5-23)

4. 吸氣，向右看，呼氣，回正中。(圖 5-24)

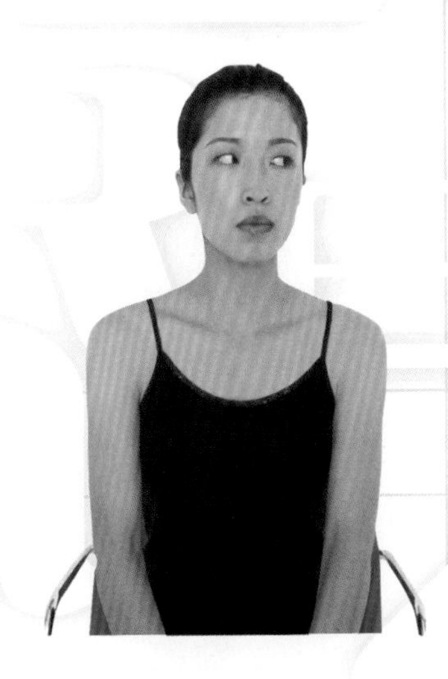

圖 5-23

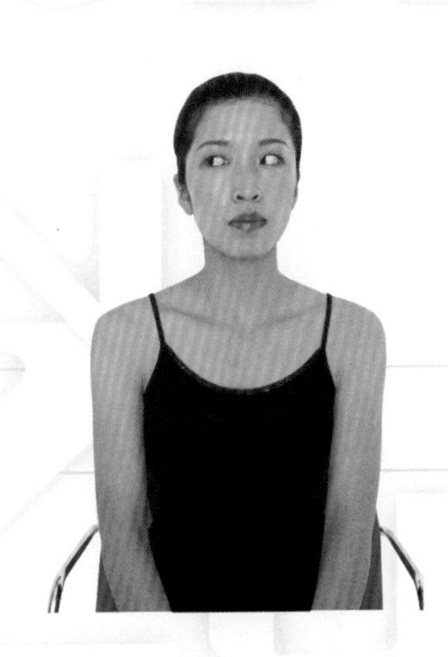

圖 5-24

功效：消除眼睛長時間直視某一處產生的疲勞。亦可預防視力減退，近視或斜視。

提示：每次練習可重複數次，之後，閉上雙眼放鬆。消除眼睛疲勞，5分鐘見效。

動作七：椅上屈腕式

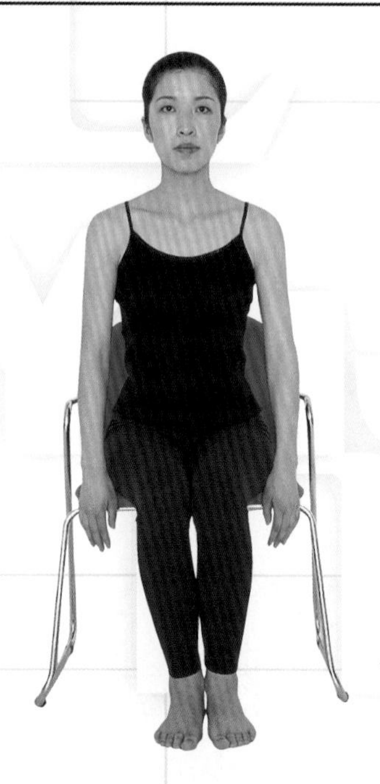

圖 5-25

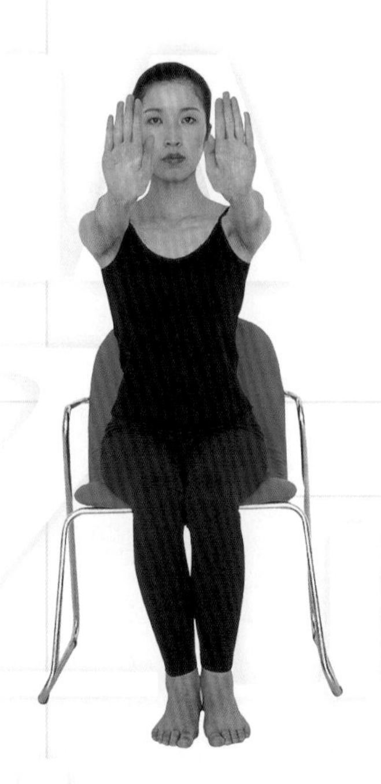

圖 5-26

1. 正坐於椅上 1/2 處。(圖 5-25)

2. 雙手手掌立起，手臂向前伸直，手心向外。(圖 5-26)

3. 吸氣，手掌用力向外，向下推壓，直至手心向內，重複數次。(圖 5-27)

4. 屈肘，用力抖動手腕放鬆。(圖 5-28)

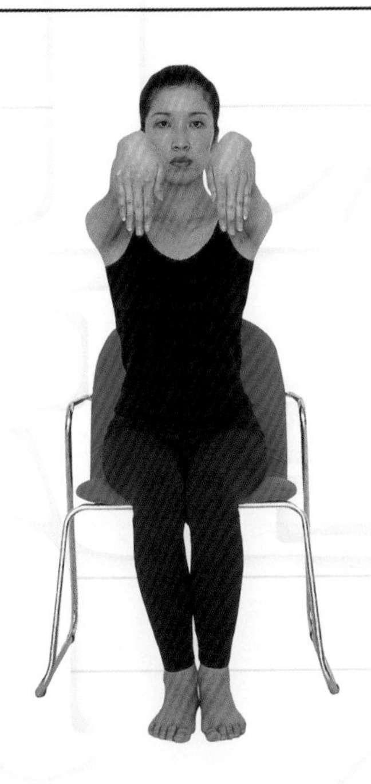

圖 5-27

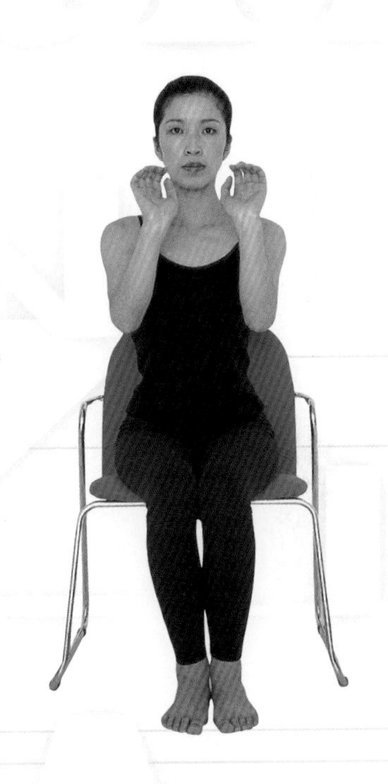

圖 5-28

功效：有效緩解手腕疲勞，促進手腕部血液循環，亦可美化手部肌膚。

提示：預防鍵盤手，隨時隨地可練。使用電腦者最好每小時做一次這個練習。

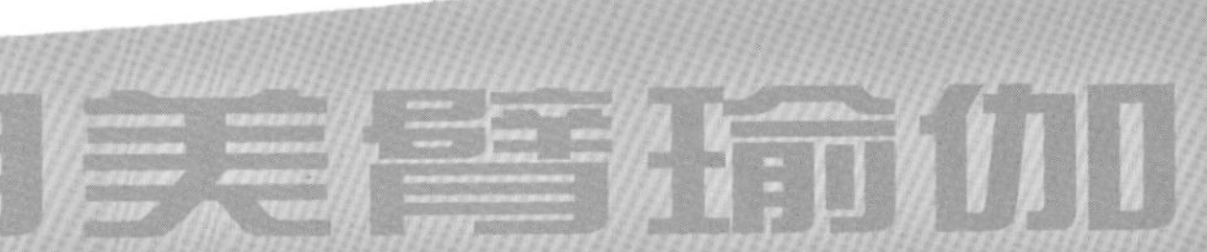

動作八：椅上雙臂上舉式

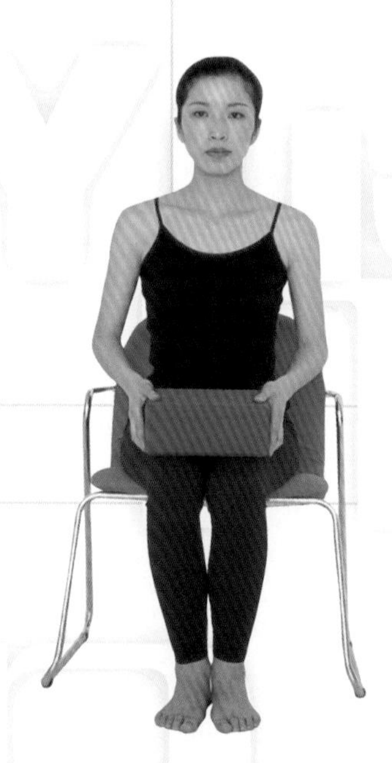

圖 5-29

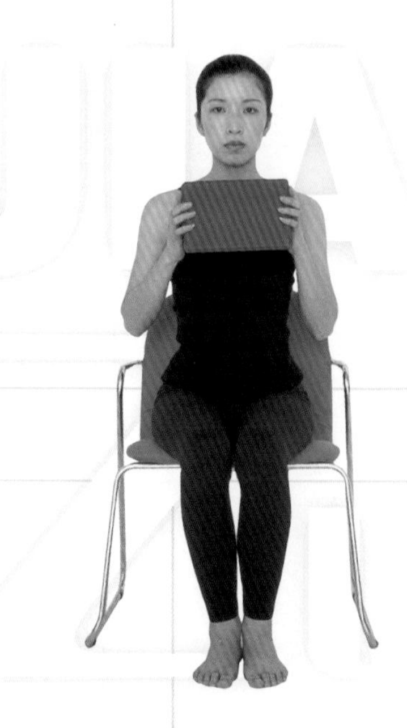

圖 5-30

1. 正坐於椅上1/2處。(圖5-29)

2. 雙手握一樣重量適當的東西，屈肘，深呼吸。(圖5-30)

3. 呼氣，用力上舉。(圖5-31)

4. 挺直腰背及手臂，堅持3～5秒，吸氣，回位，重複5～10次。(圖5-32)

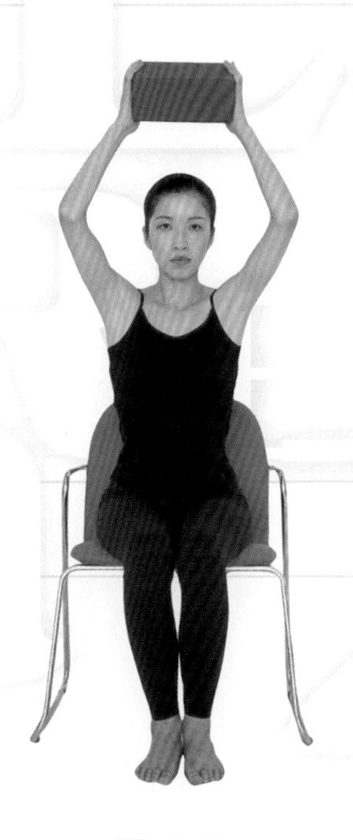

圖 5-31

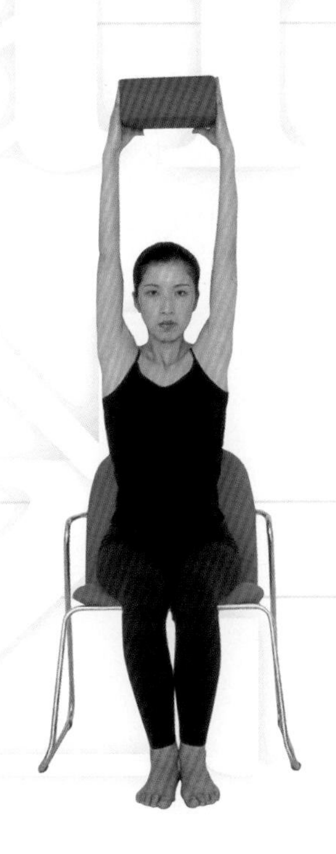

圖 5-32

功效：促進上肢及肩部血液循環，有效去除肩頸及手臂的疲勞疼痛。

提示：每天做３～５次，每次３～５分鐘。

動作九：椅上單臂上舉式

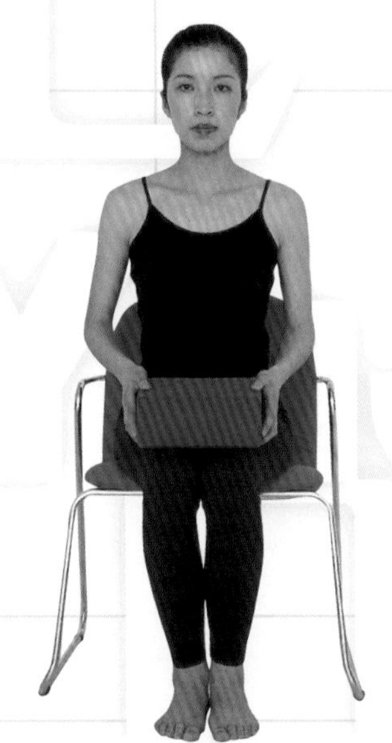

圖 5-33

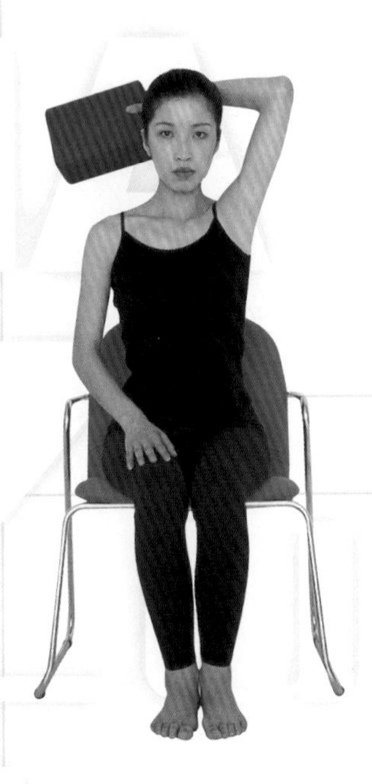

圖 5-34

1. 正坐於椅上 1/2 處。(圖 5-33)

2. 左手握一本書或其他重物，屈左肘抬起，放於頭後上方。(圖 5-34)

3. 右手拇指向下，掌心向前，向頭後，握住左肘處，深呼吸。(圖 5-35)

4. 呼氣，左手前臂向上伸直，停留2～3秒，吸氣，回位，重複8～10次。重複另一側。(圖 5-36)

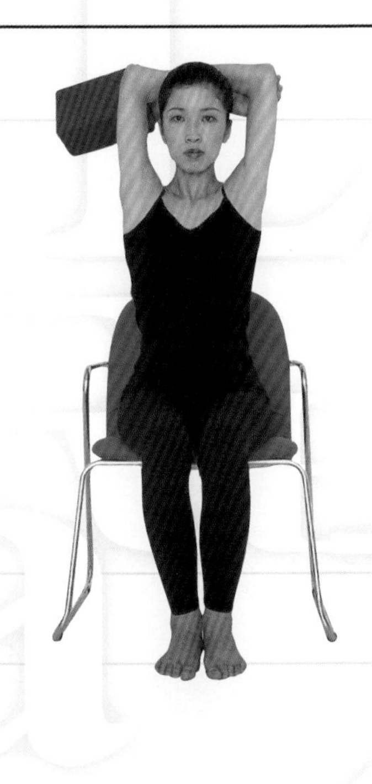

圖 5-35

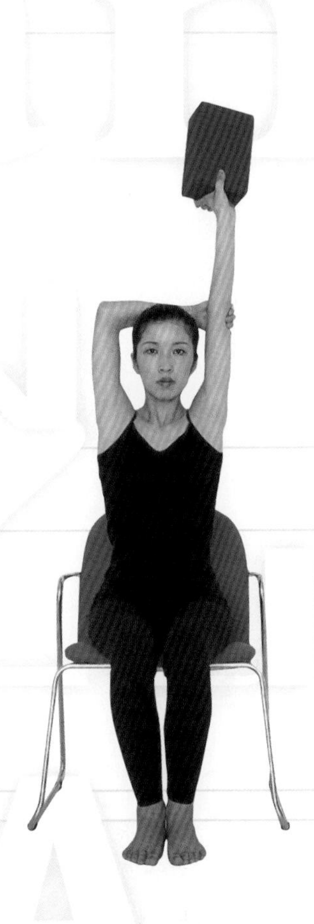

圖 5-36

功效：有效緩解手臂的疲勞疼痛，亦可增加手臂肌肉力量，美化手部肌膚。

提示：手抓的物體不可過於沉重，每天 3 ~5 次。

動作十：椅上舉重式

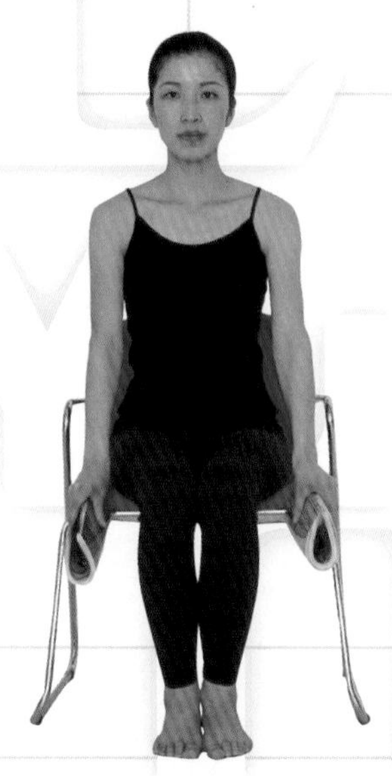

圖 5-37

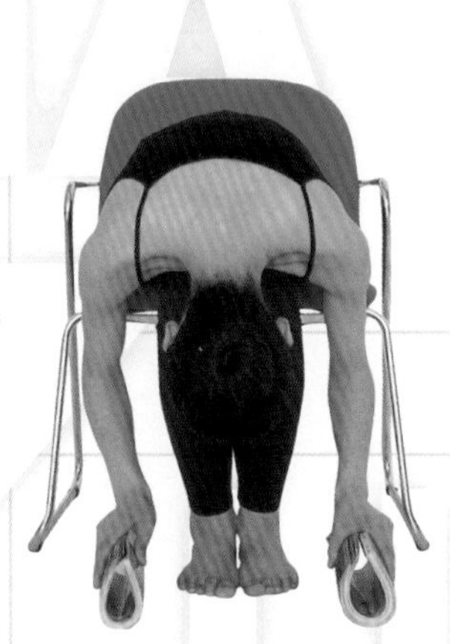

圖 5-38

1. 雙手各持重量大小相等的書或其他物品，正坐於椅前1/3處。(圖 5-37)

2. 上體前傾，直至貼住大腿部，雙手持物下垂，深呼吸。(圖 5-38)

3. 呼氣，雙手持物，向左右外側伸展並向上方高舉至極限，停留數秒，深呼吸，回位。(圖 5-39)

4. 另一種做法，將物體上提至與大腿同高再放下，吸氣上舉，呼氣放下，反覆數次，直至手臂有疲勞感再放鬆休息。(圖 5-40)

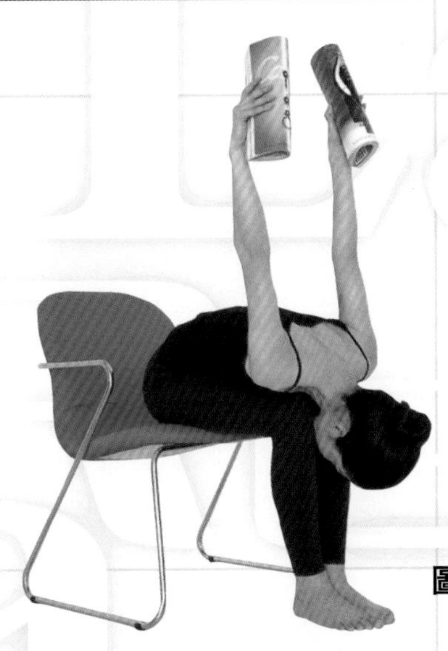

圖 5-39

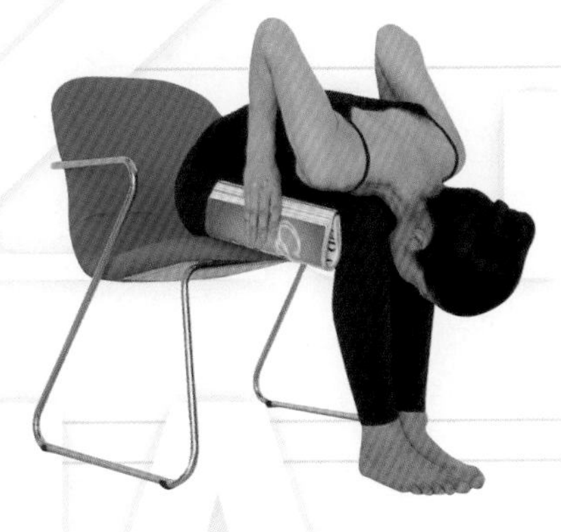

圖 5-40

功效：增加手臂的血液循環，加強肌肉力量，防止肌腱炎，亦可去除手臂多餘脂肪，美化手臂。

提示：所提物品不可過重，呼吸要配合動作進行，長時間用電腦或伏案工作後，應及時進行練習。

動作十一：椅邊交換雙角式

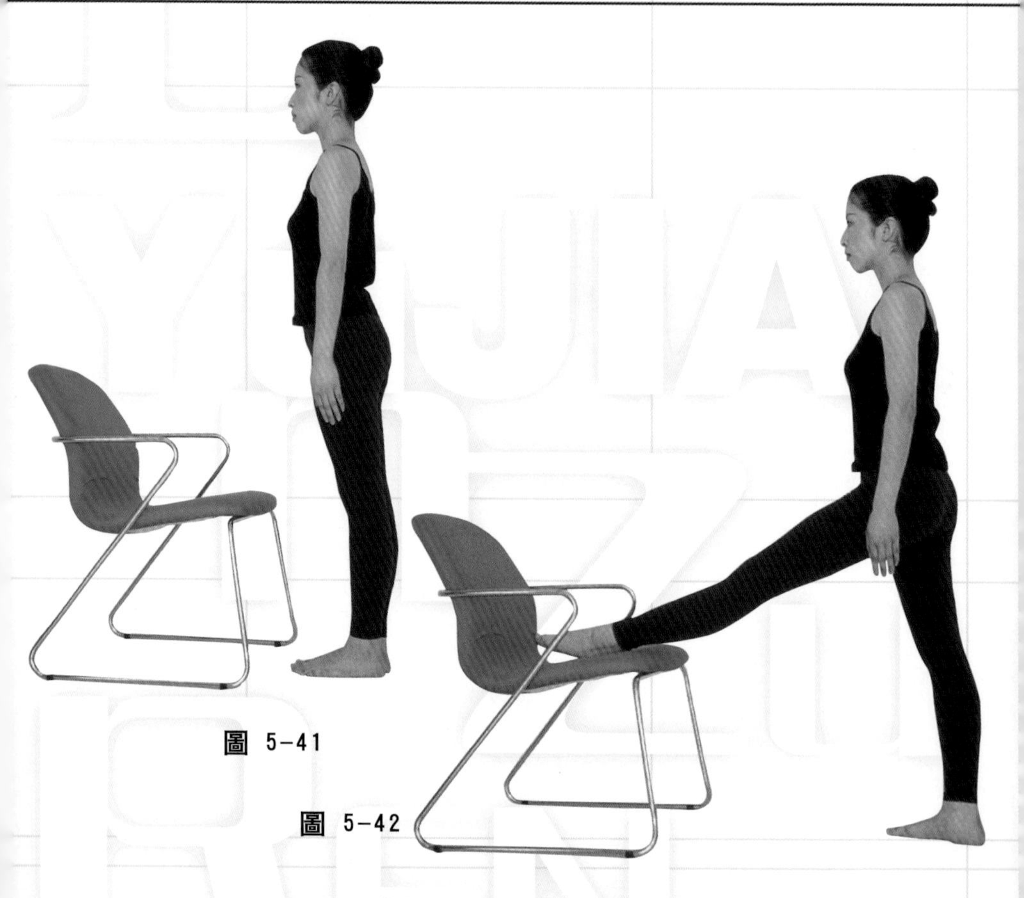

圖 5-41

圖 5-42

1. 站在椅子的前面，面對椅子。(圖 5-41)

2. 左腳擱在椅子上。(圖 5-42)

3. 雙手在後背相握，將胸向前挺出。(圖 5-43)

4. 身體向前彎曲，盡量靠近大腿。手臂盡力向頭的方向伸展，保持3～5次呼吸。回位。重複另一條腿。(圖 5-44)

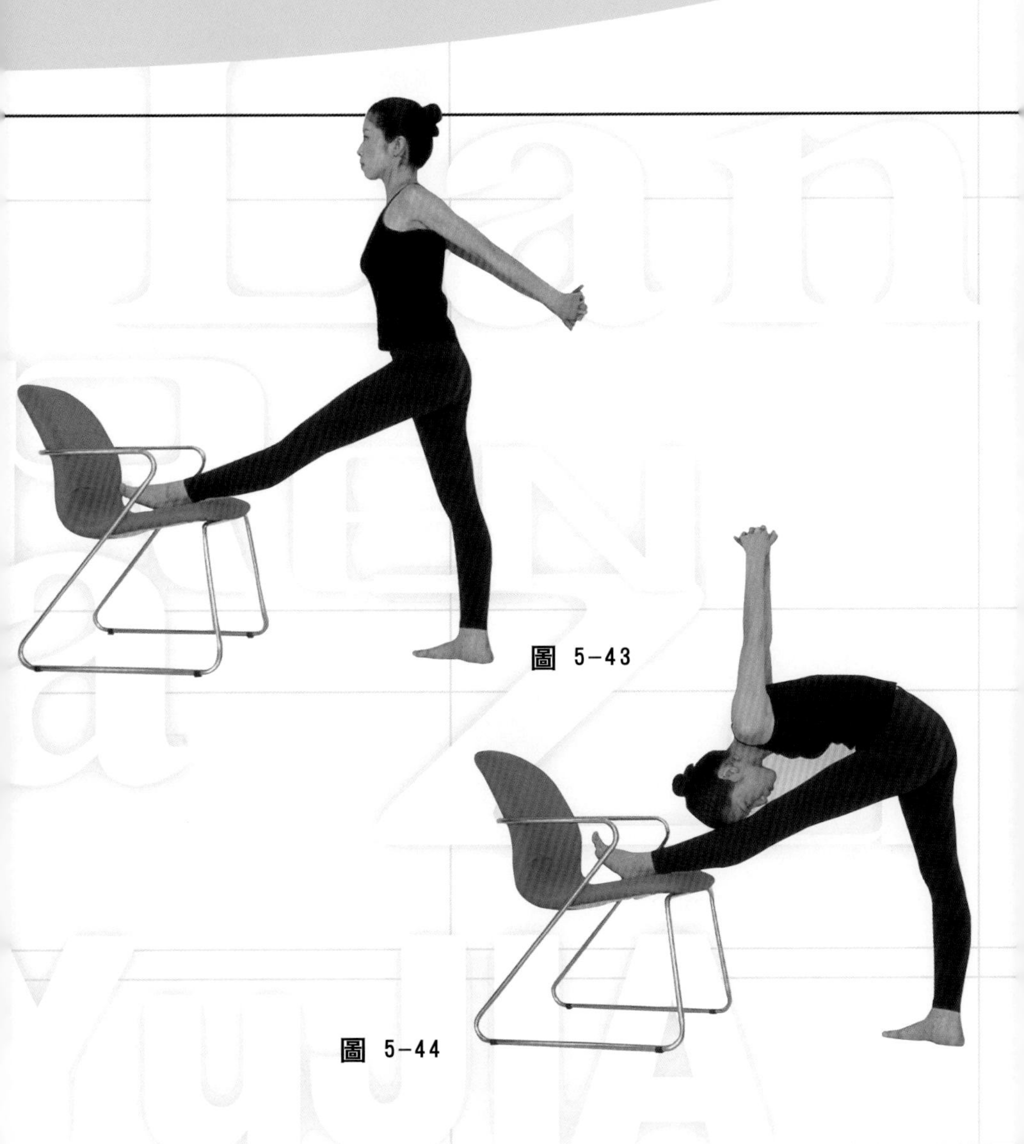

圖 5-43

圖 5-44

功效：促進肩，背處血液循環，美化手臂線條。滋養眼睛和面部神經。

提示：盡量把兩肩夾緊，可有效祛除背部多餘脂肪。

動作十二：椅上前伸展式

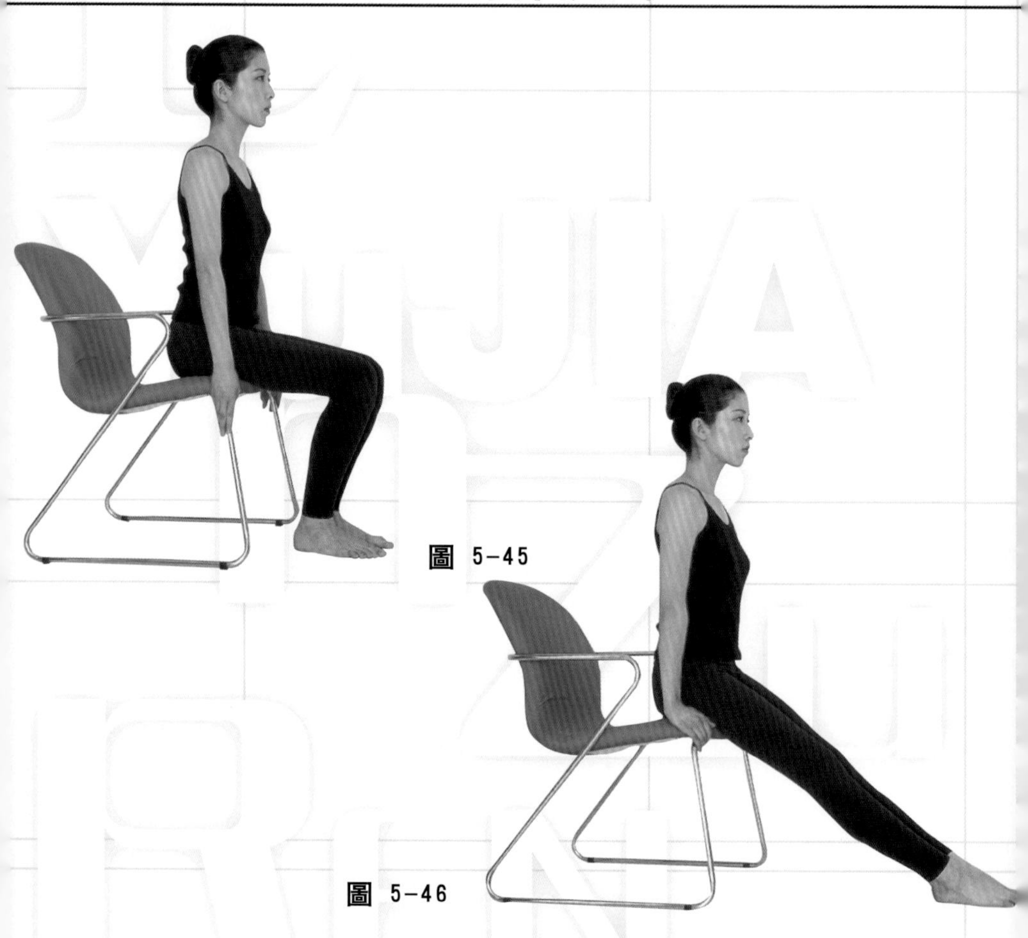

圖 5-45

圖 5-46

1. 正坐椅子上，雙手放在椅子兩側。（圖 5-45）

2. 兩腿向前伸直，臀部靠在椅子的邊緣。（圖 5-46）

3. 手臂和臀部共同用力，骨盆向上提，頸部向後放鬆，保持 3 ~ 5 次呼吸。（圖 5-47）

4. 坐回到椅子上，弓背，放鬆休息。（圖 5-48）

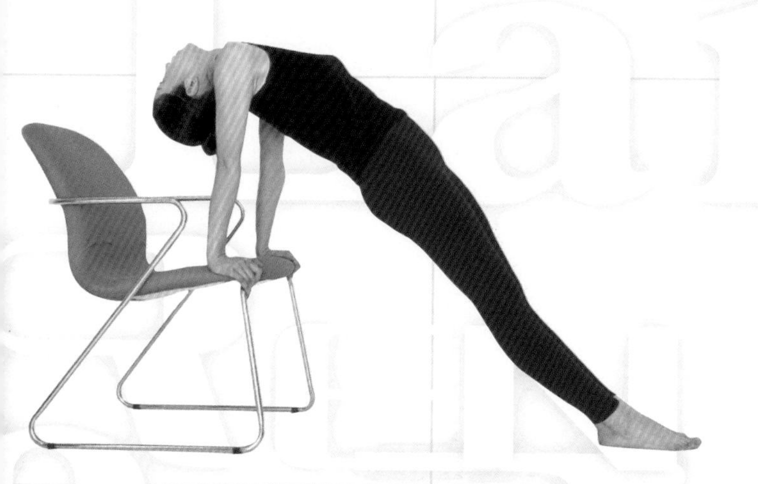

圖 5-47

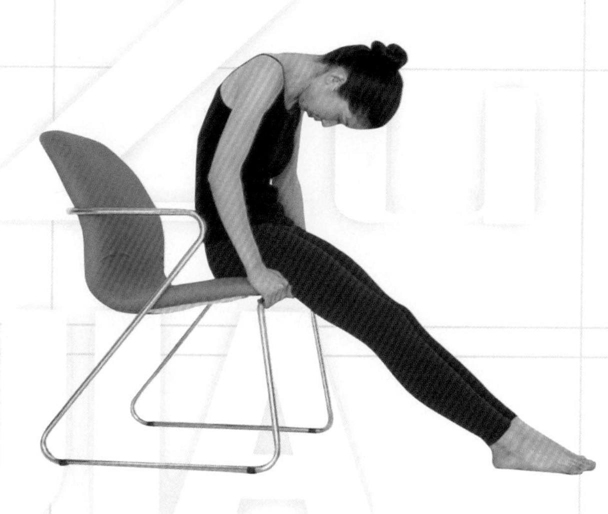

圖 5-48

功效：增加手臂力量，有助於發展胸部，增加骨盆的靈活性。

提示：頸部不要太用力，以免受傷。

星期六

運動熱身瑜伽

∷　　終於盼來了休息，約上幾個朋友，一起去打打球、健健身，豈不快哉！但是要注意啊，任何運動之前都應先做好準備活動。否則，受傷就晚啦。

∷　　運動熱身瑜伽動作可以有效伸展身體各部分肌肉與關節，使身體的肌肉由冷變暖，充分活動開。再劇烈的運動，只要你堅持練習也可以應付自如。你所做的只是盡情享受運動的樂趣。要運動，千萬別忘做準備活動——運動熱身瑜伽啊！

動作一：雙角式

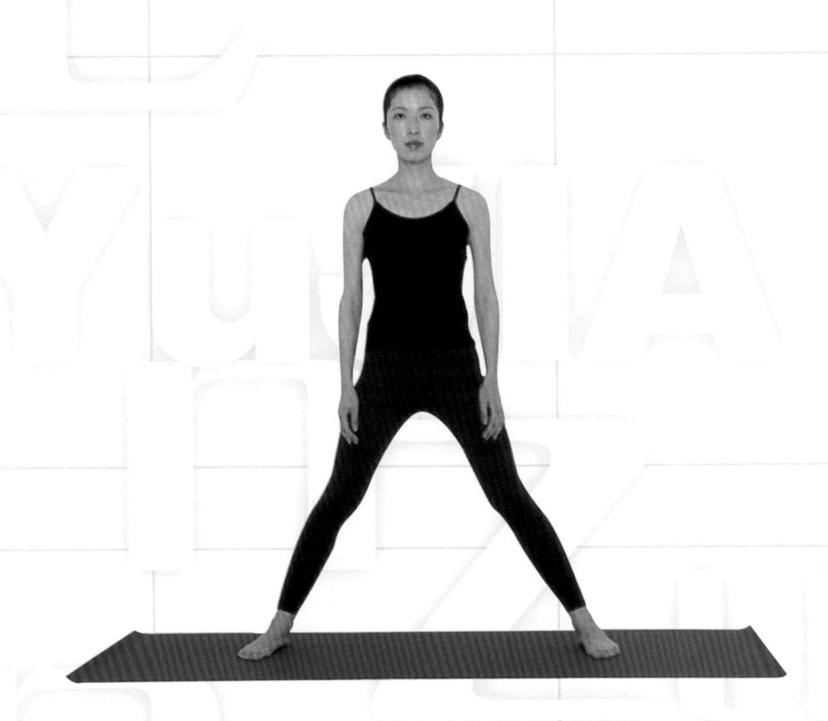

圖 6-1

1. 正立位，兩腿分開，寬於兩肩。(圖 6-1)

2. 雙手十指相交於體後，吸氣，抬手臂。(圖 6-2)

3. 呼氣，體前屈，慢慢將手臂向頭的方向伸展，體前屈，手心朝向地板，雙腿伸直，固定不動，放鬆脊柱、頭頸及肩。深呼吸，保持 5 ~10 秒，回位。(圖 6-3)

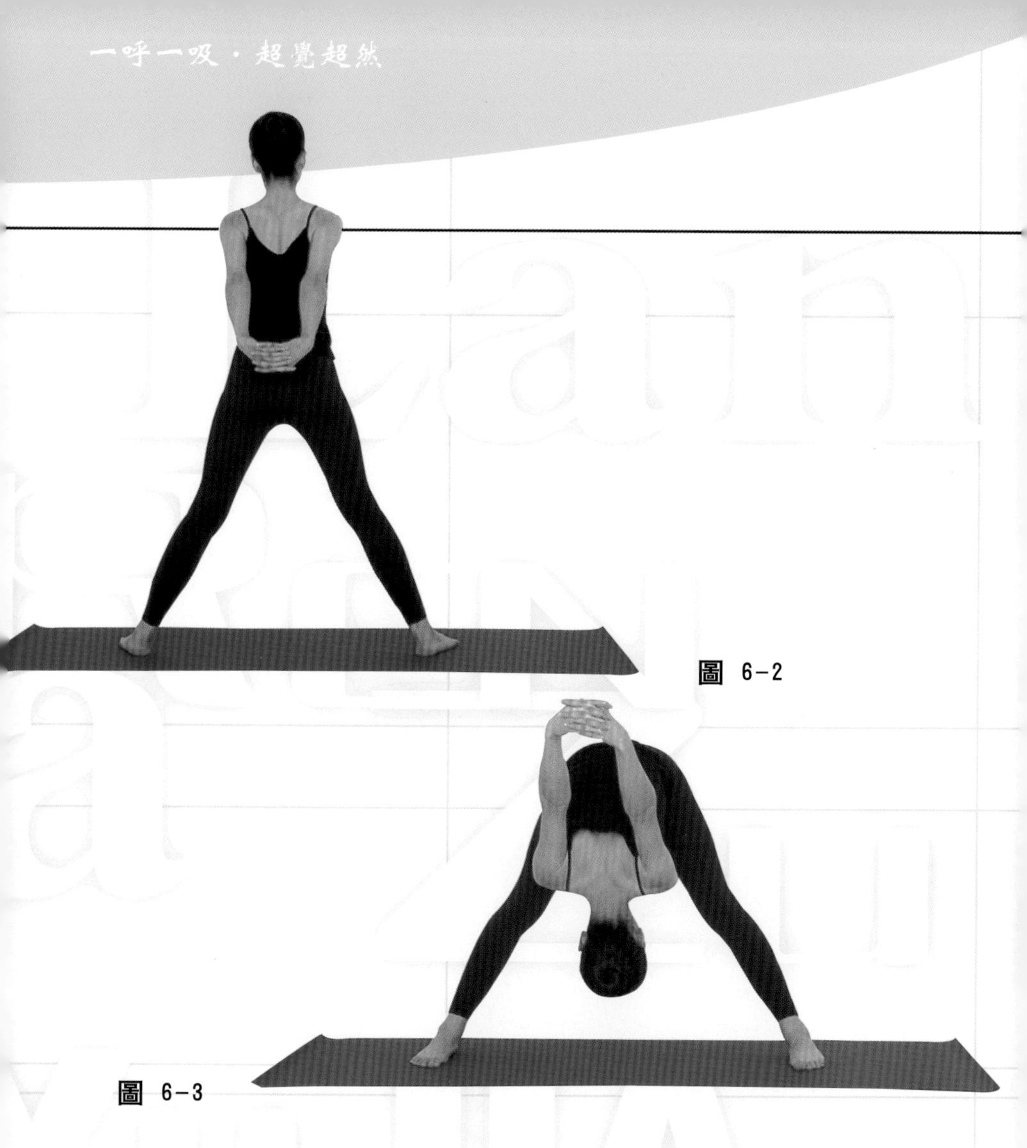

圖 6-2

圖 6-3

功效：伸展背部，肩關節、大腿後側。舒展胸部，提高心肺功能。

提示：高血壓病人慎做。認真感受大腿後部伸拉的感覺，肩關節應盡可能打開。適用於游泳、網球、羽毛球、籃球、排球等運動。

動作二：俯臉狗式

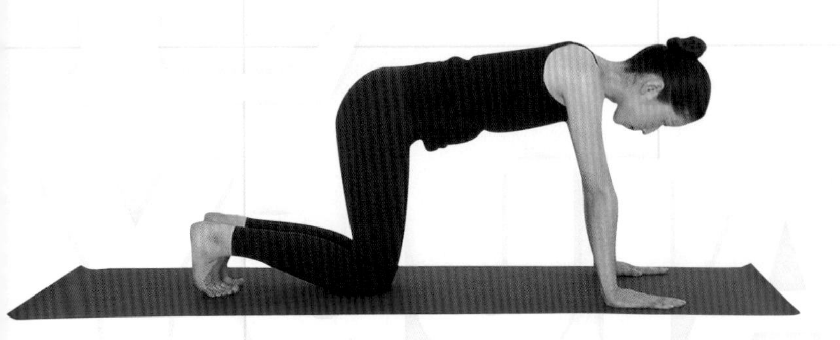

圖 6-4

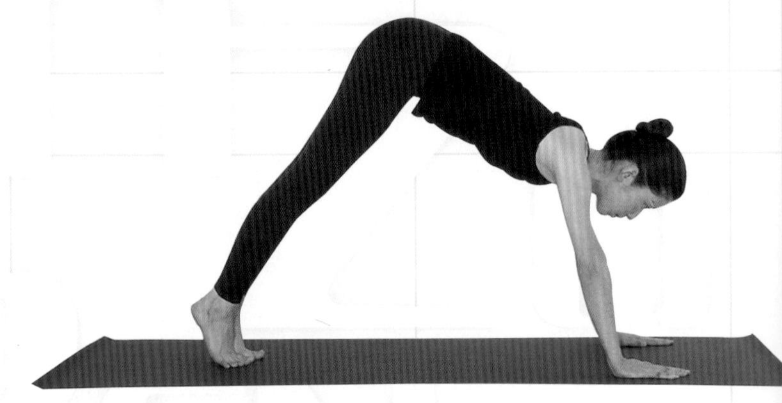

圖 6-5

1. 跪下，雙手撐於地面，與肩同寬。（圖 6-4）

2. 吸氣，伸直兩腿，抬起臀部。（圖 6-5）

3. 雙腳掌應盡量平放地面，眼看腳，正常呼吸 5 ~ 10 次。（圖 6-6）

4. 慢慢向上抬右腿，收緊臀部肌肉，保持片刻，回到 3.後，換左腿。（圖 6-7）

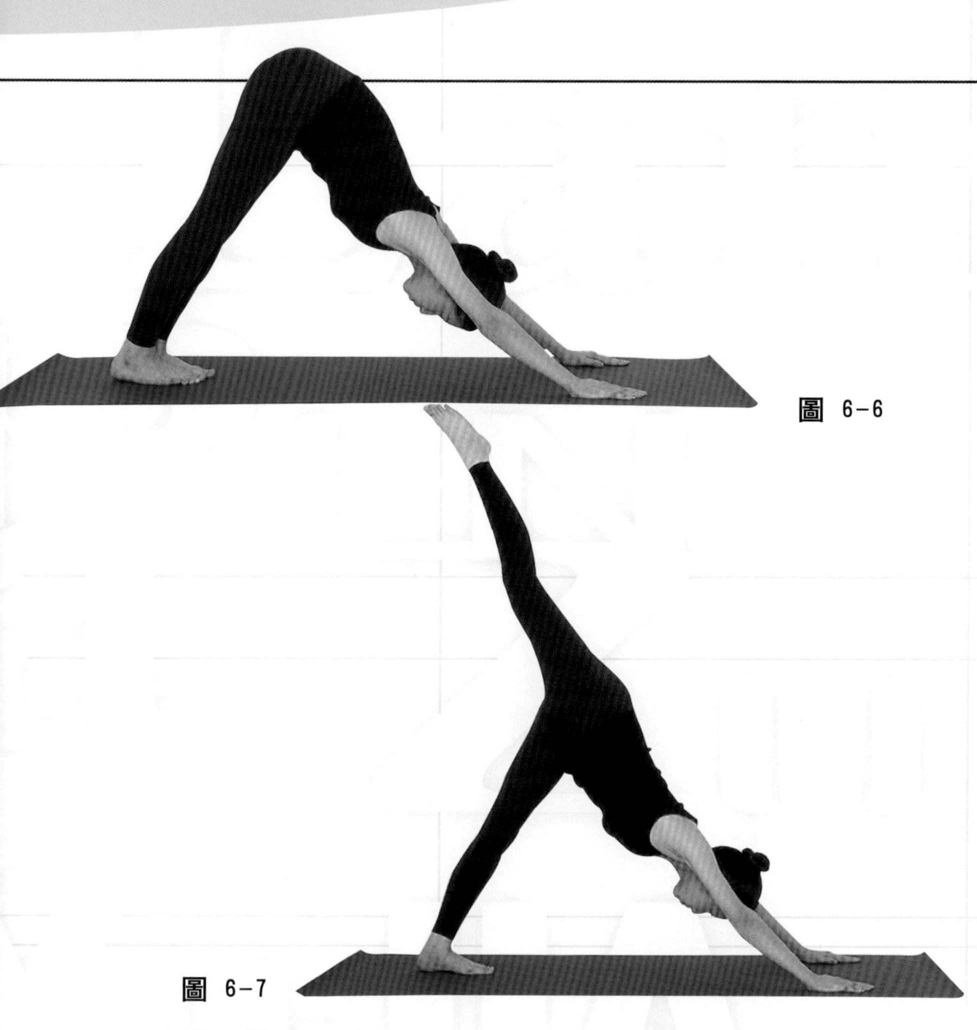

圖 6-6

圖 6-7

功效：伸展肩關節，小腿肌肉、雙踝及跟腱，亦可消除脚跟疼痛和僵硬感。

提示：高血壓病人慎做。此式也可治療肩關節炎、消除疲勞、恢復精力。適用於自行車、跑步、網球、壁球、足球等運動。

動作三：單腿屈伸展式

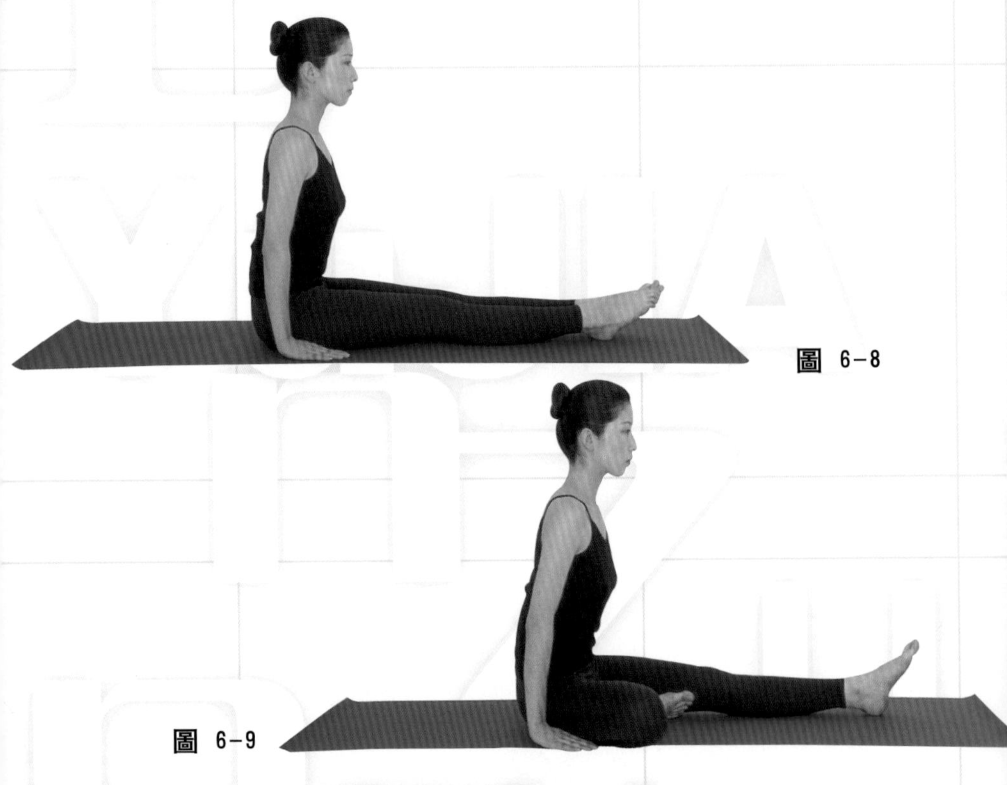
圖 6-8

圖 6-9

1. 坐姿，雙腿伸直，雙手放於體側。（圖 6-8）

2. 先收右腿，借助雙手的力量，將右脚收於腹股溝的部位，脚心緊靠左大腿内側。（圖 6-9）

3. 吸氣，兩臂自體側向上伸直，手心向前。（圖6-10）

4. 呼氣，上體由下背部開始，逐漸向前彎，直至雙手抓住左脚，頭部應盡量觸及膝部。達到極限後，深呼吸，堅持10秒鐘，回位。同樣方法重複另一側。兩側之間可休息15 ~20秒。（圖 6-11）

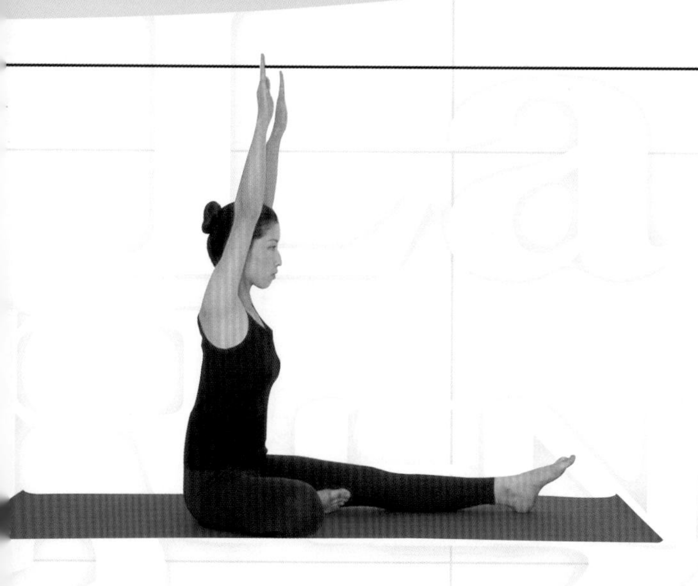

圖 6-10

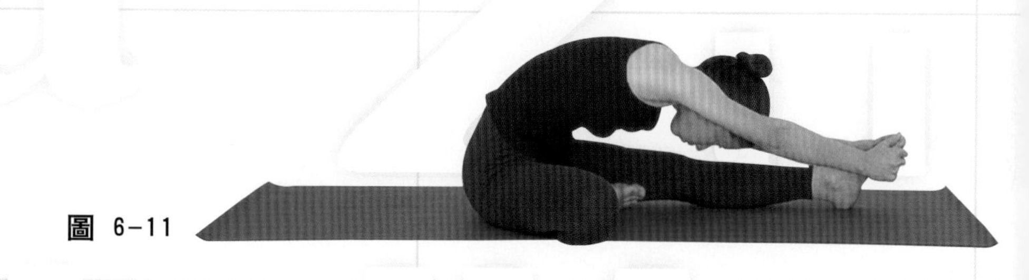

圖 6-11

功效：充分伸展背部，髖部肌肉以及雙腿後部肌群，有助於消除腰腹部脂肪，亦促進消化吸收。

提示：做此動作時，如雙手不能觸腳，觸及小腿或膝蓋亦可，長期練習即可達到頭、胸、腹觸及腿部，雙手也可抓住腳跟或於腳心處相握。適用於自行車、跑步、慢走、跳高、跨欄等運動。

動作四：仰卧位腿伸展式

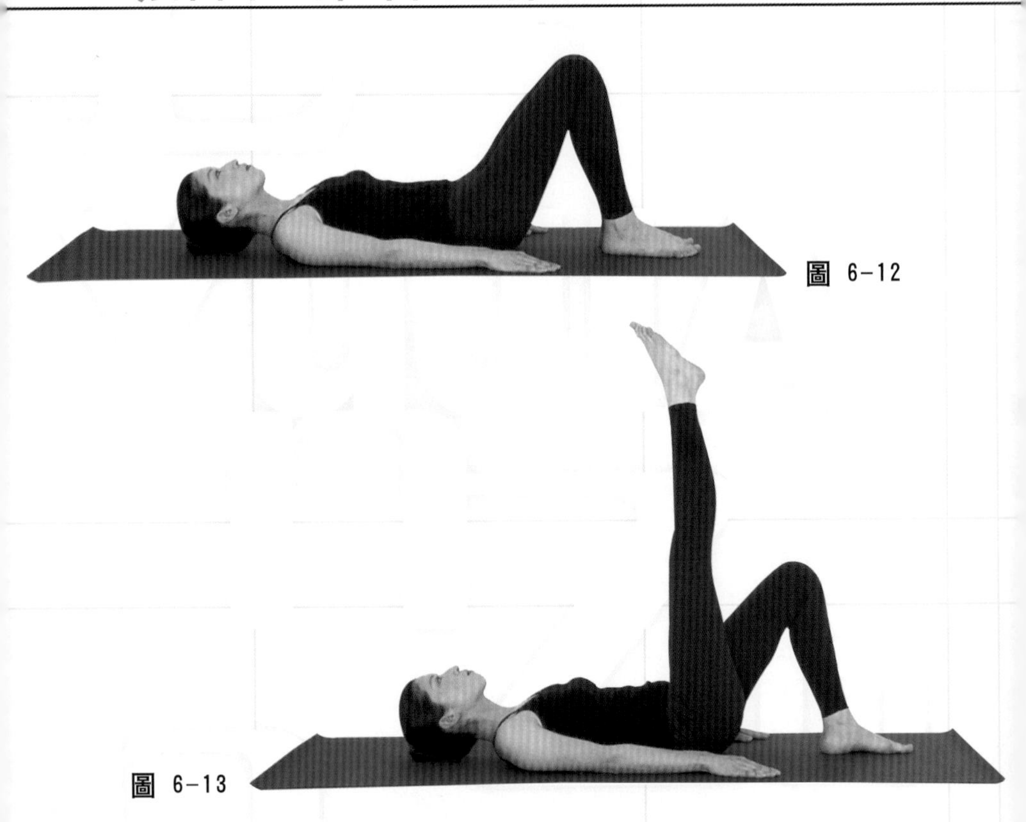

圖 6-12

圖 6-13

1. 仰卧位，雙臂平行於體側放於地面手掌向下，雙腿屈膝，全脚掌着地。(圖 6-12)

2. 吸氣，抬右腿。(圖 6-13)

3. 抬雙手抓住右脚，呼氣，用力向頭部下拉，深呼吸，堅持10秒鐘。吸氣，回位。重複另一側。(圖 6-14)

4. 如手不能抓住脚可借助一條帶子繞在脚上，雙手抓住帶子下拉。(圖 6-15)

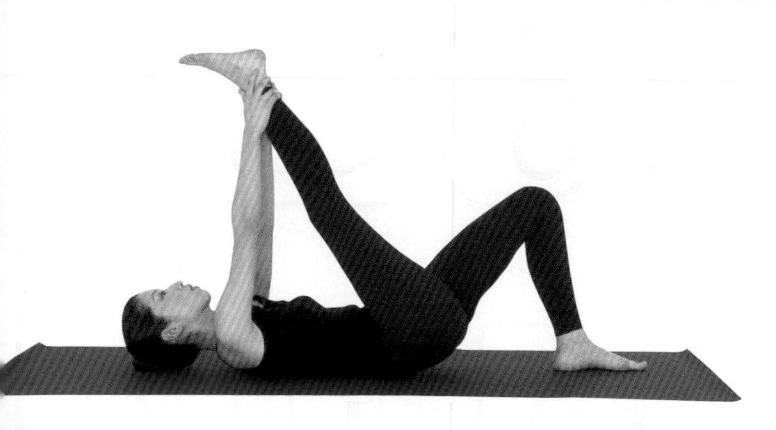

圖 6-14

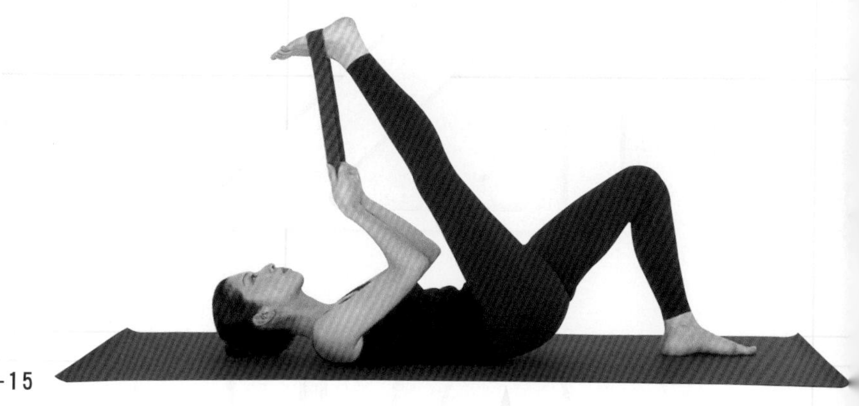

圖 6-15

功效：有效伸展大小腿後側肌群以及臀大肌，有助於消除腿部多餘脂肪，美化腿部線條。

提示：適用於跑步、競走、滑雪、滑冰、足球等運動。

動作五：下半身搖動式

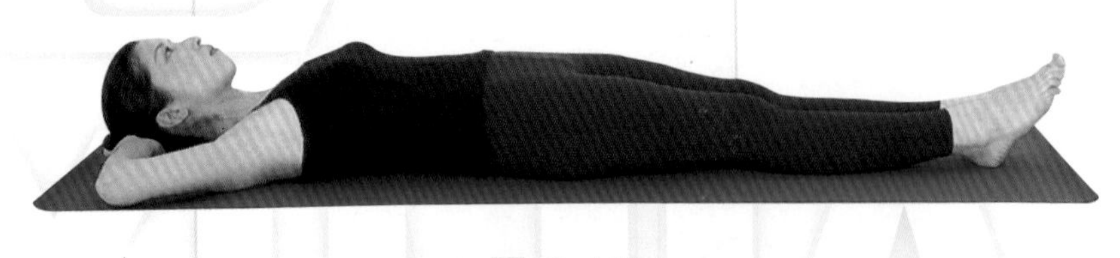

圖 6-16

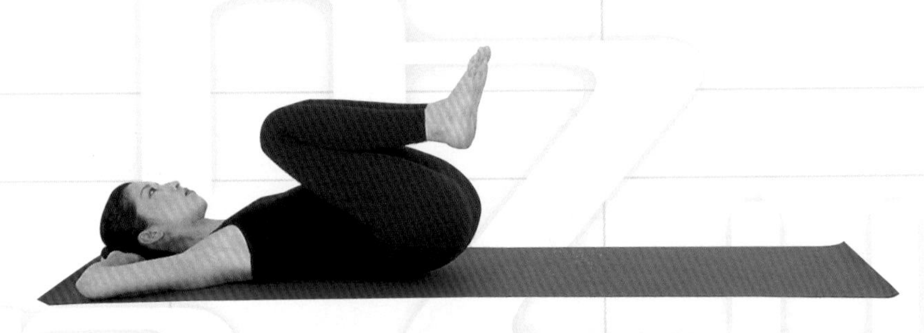

圖 6-17

1. 平躺於墊子上，深呼吸。（圖 6-16）

2. 吸氣，雙手放於頭下，屈膝收腹。（圖 6-17）

3. 呼氣，雙腿慢慢向左倒，此時保持雙肩在墊子上，吸氣，回復正中位。（圖 6-18）

4. 呼氣，雙腿慢慢向右放下，雙肩觸墊，吸氣回復正中位。（圖 6-19）

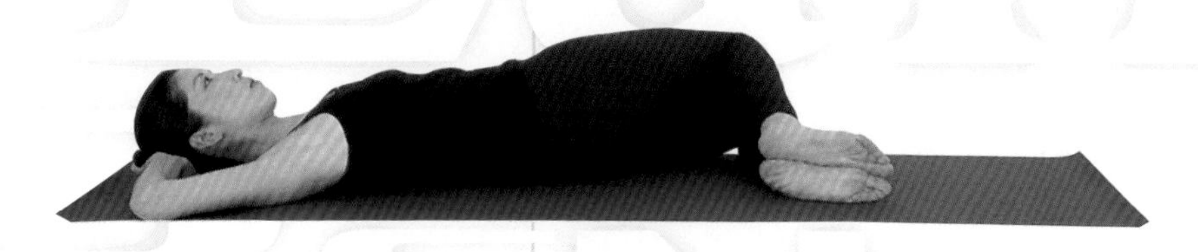

圖 6-18

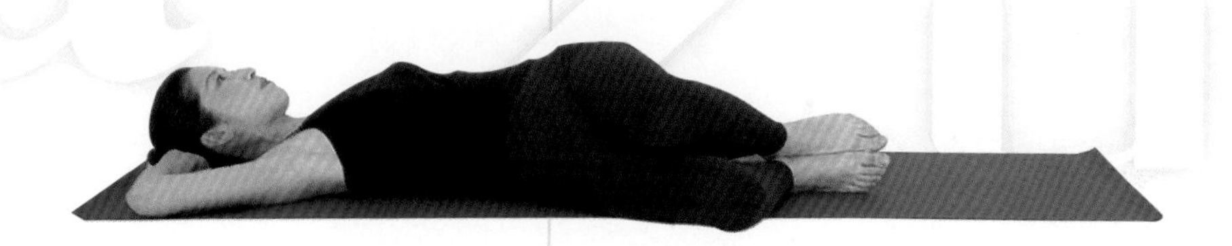

圖 6-19

功效：充分扭轉脊柱，運動腰、背及髖部肌肉，防止運動中發生損傷。

提示：動作要緩慢，下腰部應隨腿旋轉，重複兩邊各做5～10次，適於籃球、網球、壁球、足球運動。

動作六：脊柱扭動式

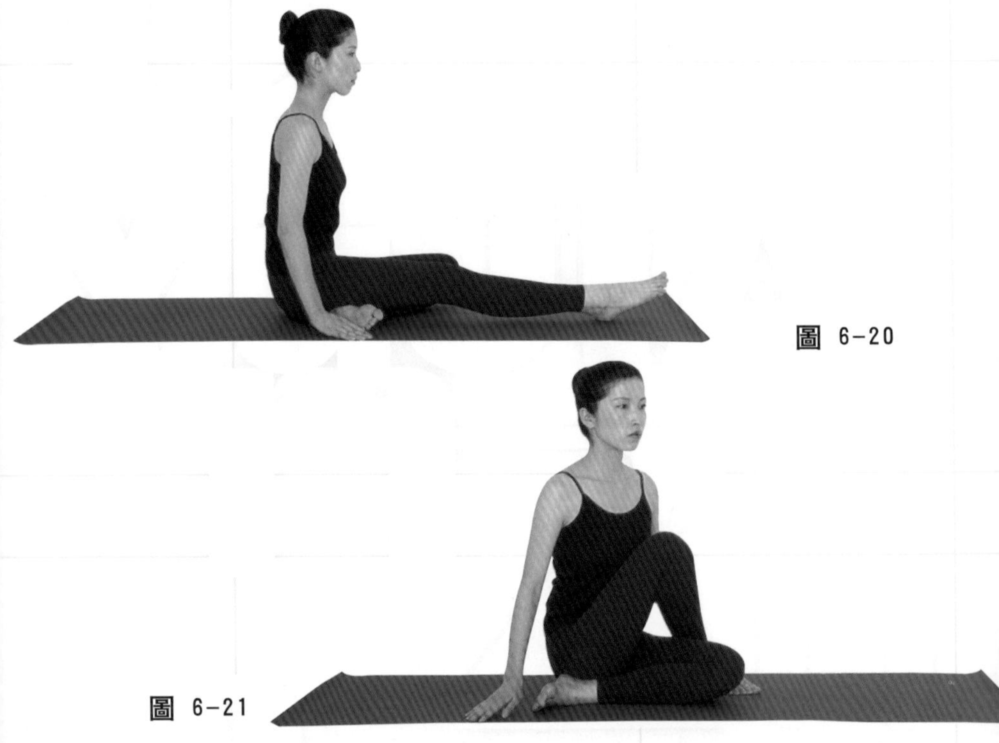

圖 6－20

圖 6－21

1. 正坐於墊上，左脚內收屈膝，左脚跟靠近右大腿外側。（圖 6－20）

2. 將右腿屈膝，跨過左腿，放於左膝外側，深呼吸。（圖 6－21）

3. 向右轉體，左肘放於右膝外側，左手抓住右脚，右手放於左側腰部，呼氣，上體慢慢用力向右轉動，吸氣，放鬆，轉動時雙臂用力，以增加轉動幅度。同樣方法，重複另一側。（圖 6－22）

4. 手臂纏繞小腿的特寫。（圖 6－23）

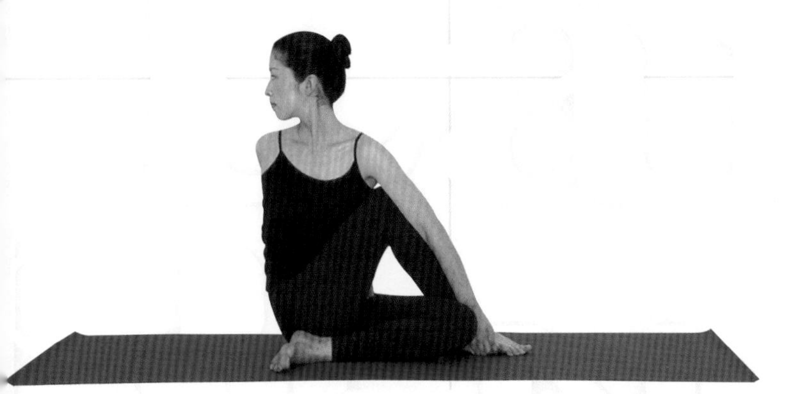

圖 6-22

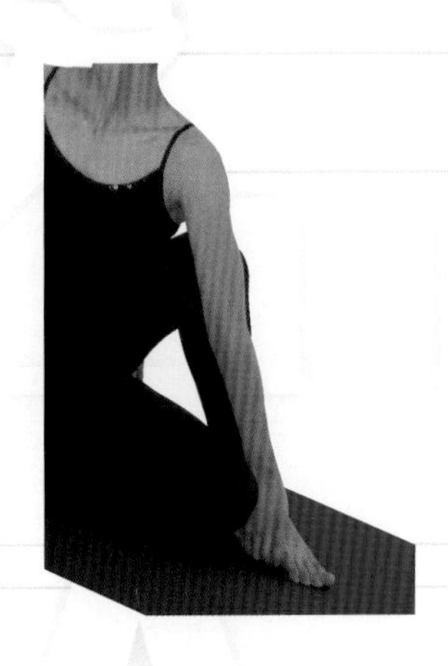

圖 6-23

功效：充分伸展手臂及大腿肌肉，增強肩關節、脊柱及髖關節的活動性，有效預防肌肉拉傷。

提示：如手不能抓住脚的内側時，可以屈肘，肘部用力推膝關節。適用於足球、壁球、高爾夫、滑雪、體操等運動。

動作七：駱駝式

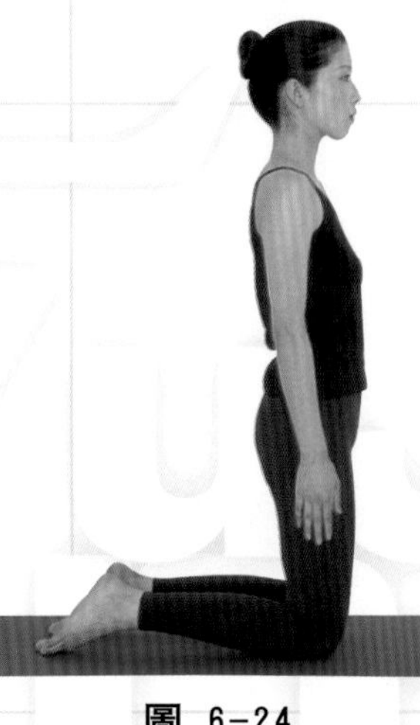

圖 6-24

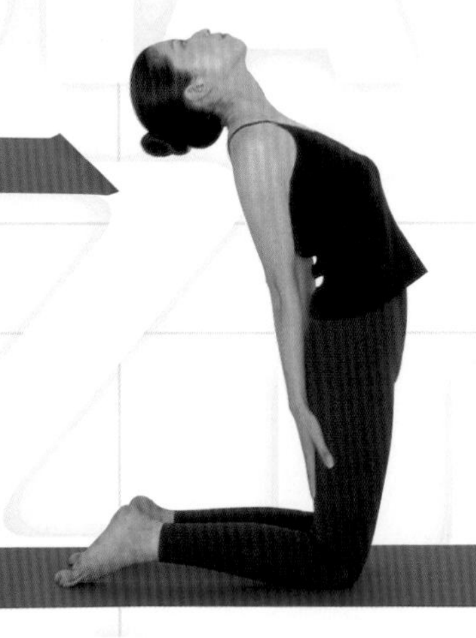

圖 6-25

1. 跪於地上，兩腿分開，與肩同寬，兩臂垂於體側。（圖 6–24）

2. 吸氣，輕輕將脊柱向後彎曲，雙手貼在腿部。（圖 6–25）

3. 脚尖點地，手扶雙脚，頭向後仰，收緊臀部肌肉，保持 20 ～ 30 秒。（圖 6–26）

4. 臀部退回至脚後跟，上體前俯，放鬆休息。（圖 6–27）

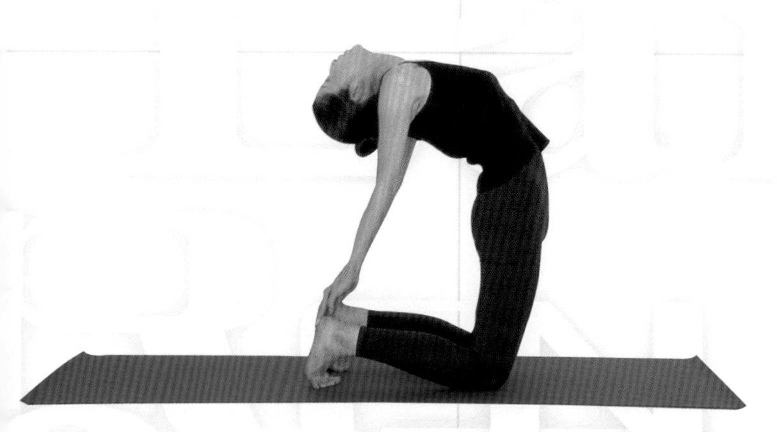
圖 6-26

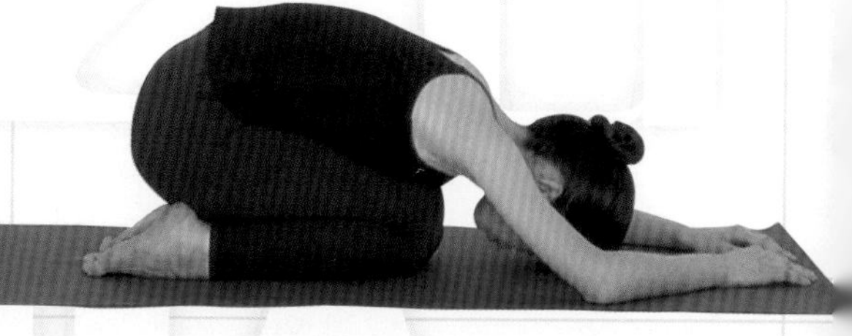
圖 6-27

功效：充分運動脊柱各關節，伸展腹部、大腿肌肉，防止肩下垂。

提示：脊柱或腰部有傷者慎做此式。適用於游泳、羽毛球、滑雪、滑板、跳高、跳遠等運動。

動作八：三角伸展式

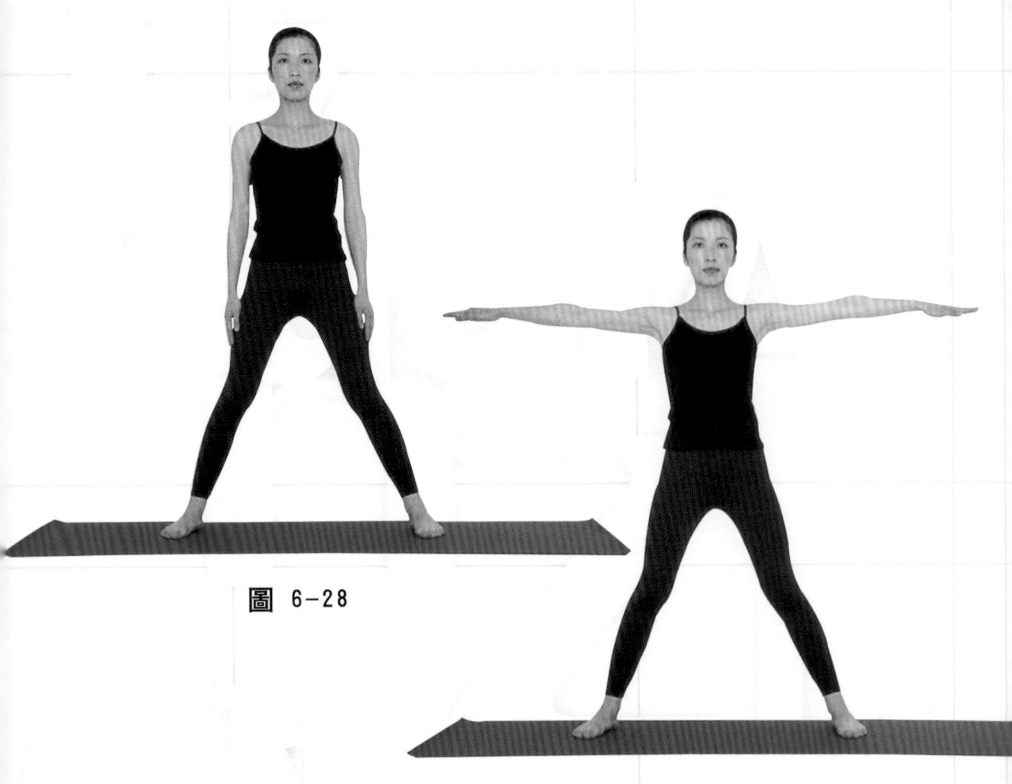

圖 6-28

圖 6-29

1. 正立，兩脚略寬於肩，兩腿伸直。（圖 6-28）

2. 兩臂側平舉，與地面平行，深呼吸。（圖 6-29）

3. 呼氣，右手沿右腿下滑時，上體向右慢慢側彎。（圖 6-30）

4. 右手盡量試着觸及右脚踝或右脚，此時雙臂應垂直於地面。堅持 10 ~ 15 秒，吸氣，回位，重複另一側。（圖 6-31）

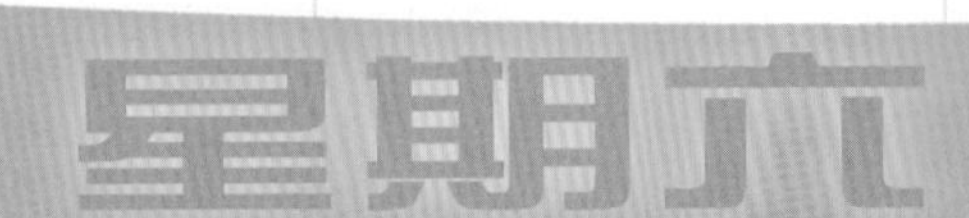

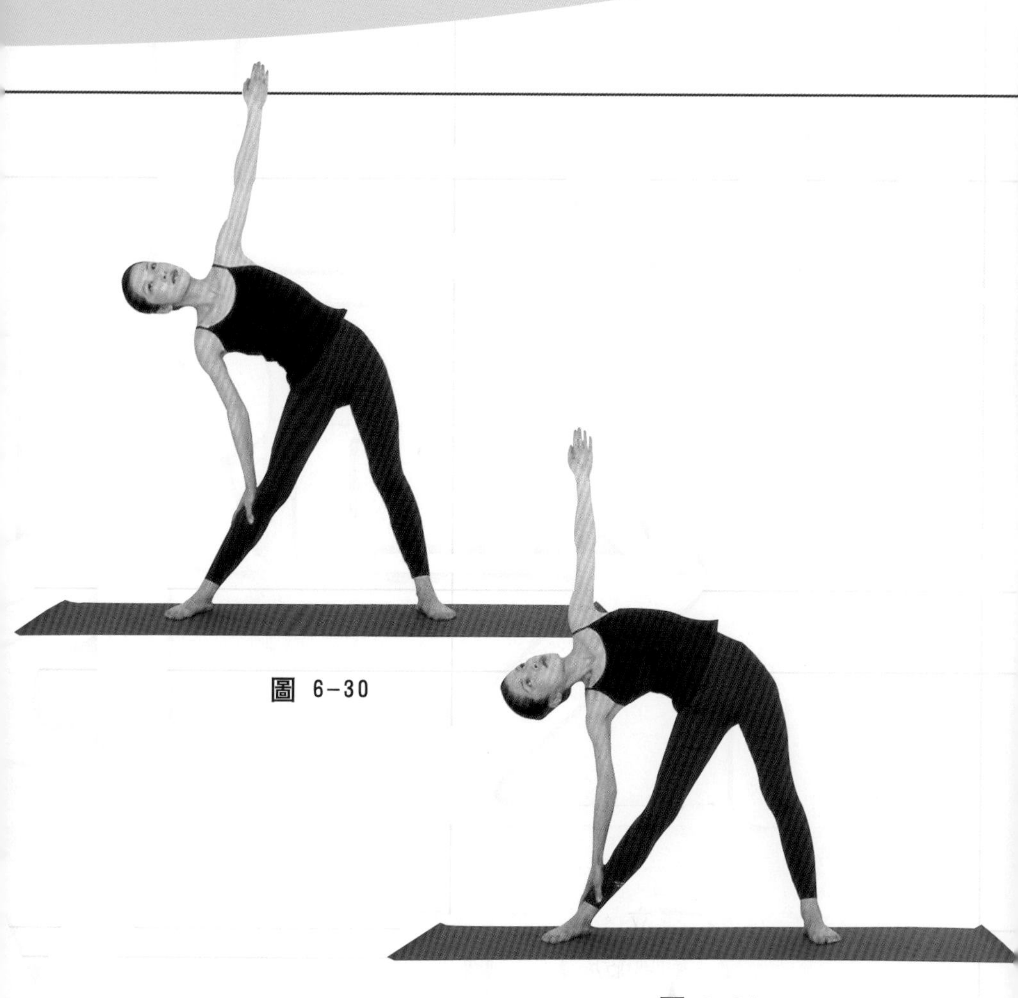

圖 6-30

圖 6-31

功效：充分運動脊柱各關節，伸展上體兩側肌肉。增加身體靈活性。

提示：側彎時，上體不要前傾或後仰，每邊各重複3～5次。適用於游泳。羽毛球。網球。壁球等運動。

動作九：鳥王式

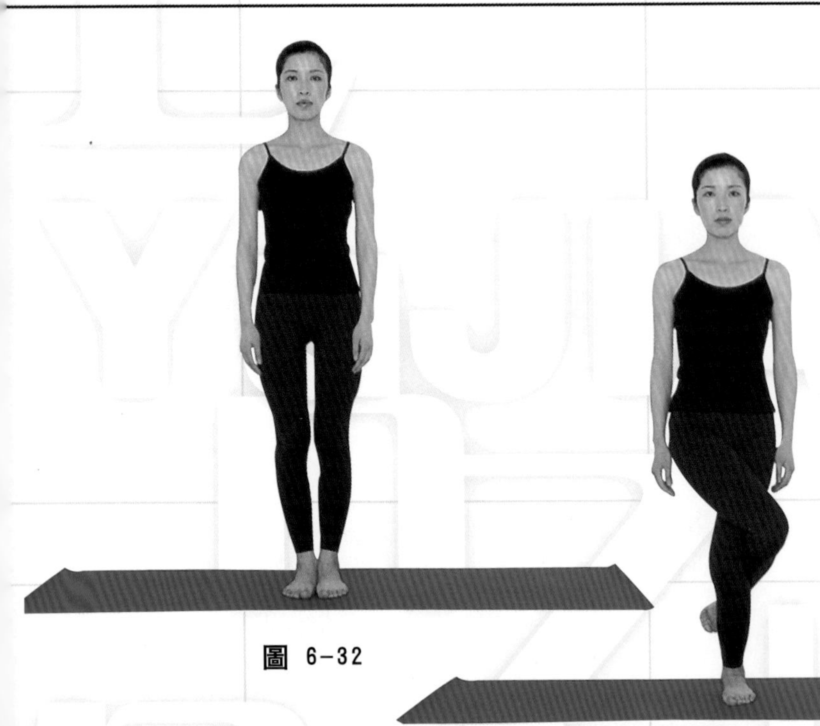

圖 6-32

圖 6-33

1. 雙脚併攏正立。(圖 6-32)

2. 將右大腿後側貼於左大腿前側，右小腿脛骨貼在左小腿肚，右脚大脚趾勾在左脚踝上方，左腿微屈膝，保持平衡。(圖 6-33)

3. 之後，將左肘放在右肘關節之上，左前臂繞右前臂轉向左側。雙手掌心相對合掌，深呼吸，保持15 ~ 20秒，回位，重複另一側。(圖 6-34)

4. 手部特寫。(圖 6-35)

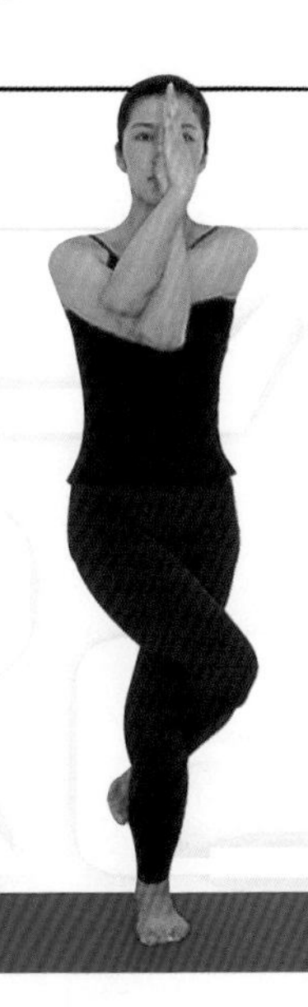

圖 6-34

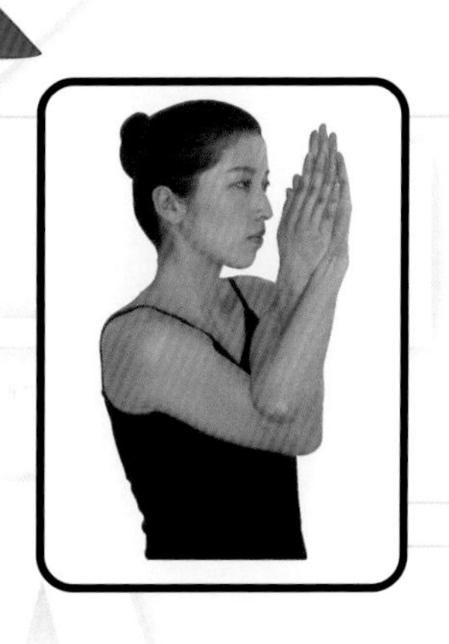

圖 6-35

功效：增強腳踝、膝及小腿肌肉力量與彈性。增加肩關節活動度。

提示：此式亦可消除小腿痙攣。適用於足球、羽毛球、壁球、游泳等運動。

動作十：腕、踝放鬆式

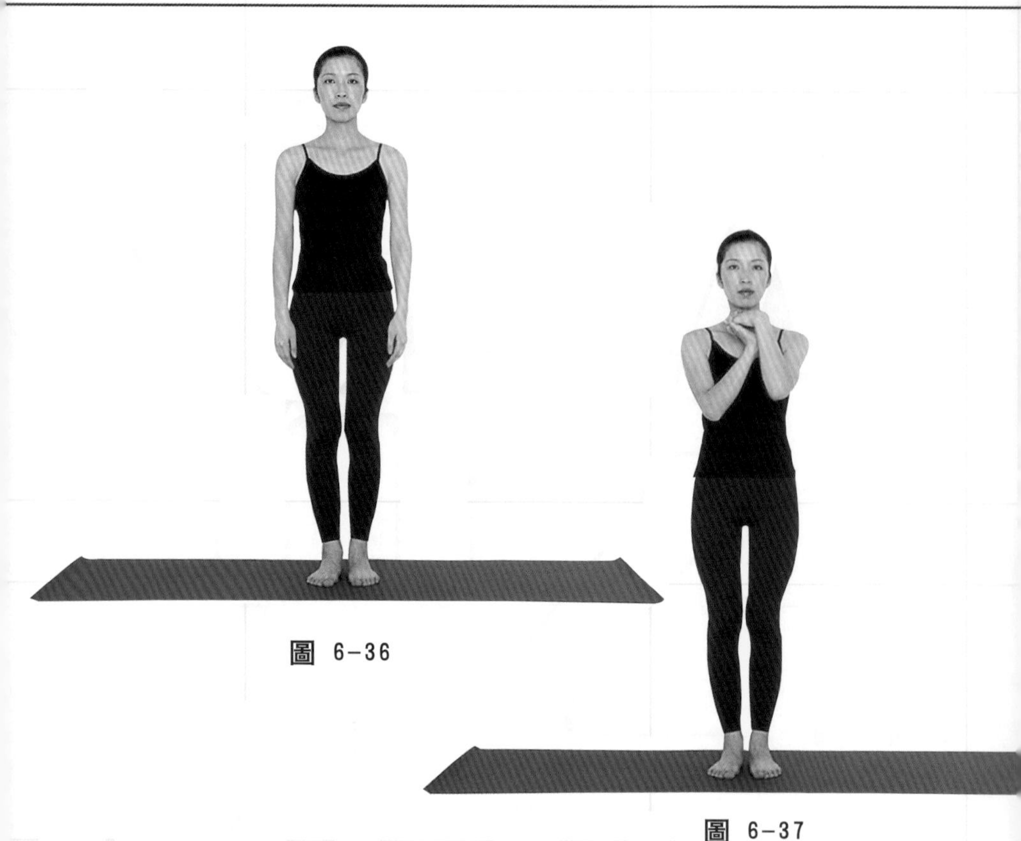

圖 6-36

圖 6-37

1. 雙脚併攏正立。(圖 6-36)

2. 雙手十指交插，做「8」字形旋轉運動。(圖 6-37)

3. 右脚着地，左脚抬起，以左脚跟爲軸，做由內向外的繞環運動 5 ~ 10 次。(圖 6-38)

4. 右脚着地，左脚抬起，以左脚跟爲軸，做由外向內的繞環運動 5 ~ 10 次。回位，換另側脚做。(圖 6-39)

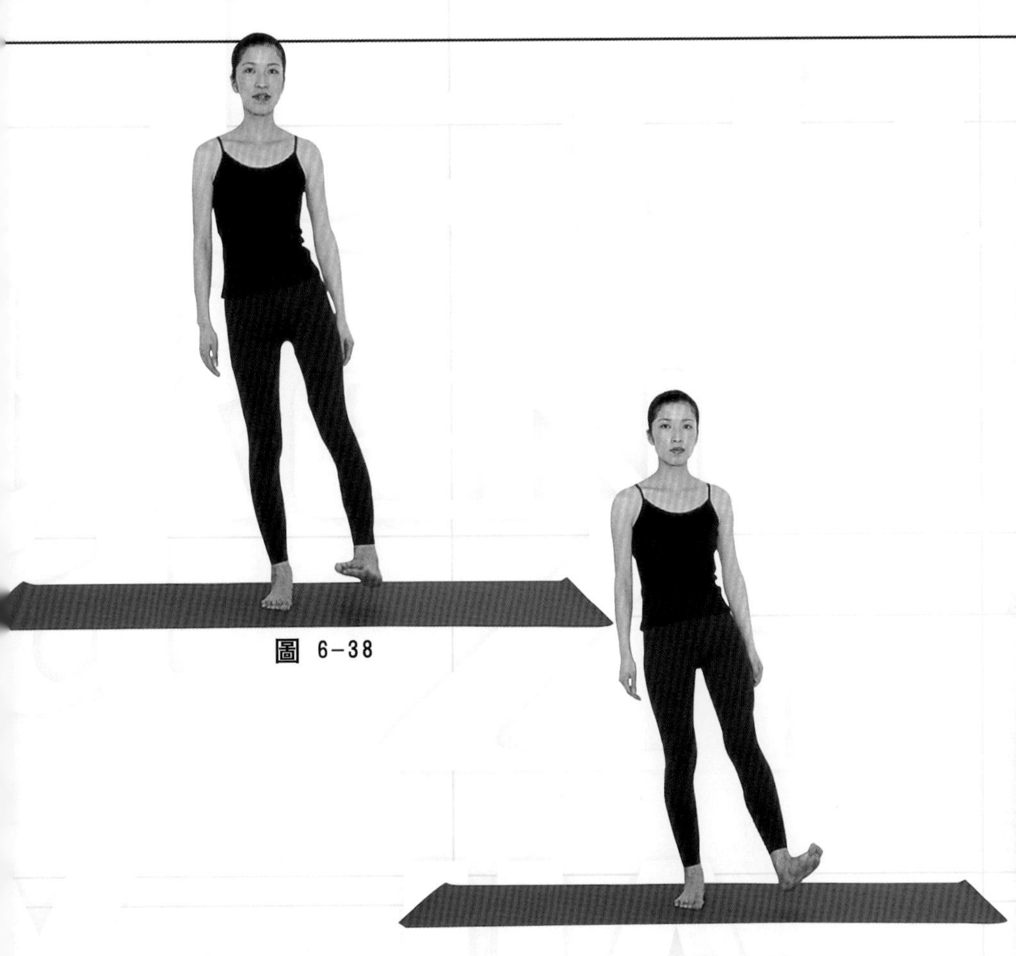

圖 6-38

圖 6-39

功效：充分活動手腕和脚踝，預防和減少損傷的發生。

提示：雙手與繞環的一隻脚可同時進行，適用於大部分運動項目的準備活動。

動作十一：牛面式

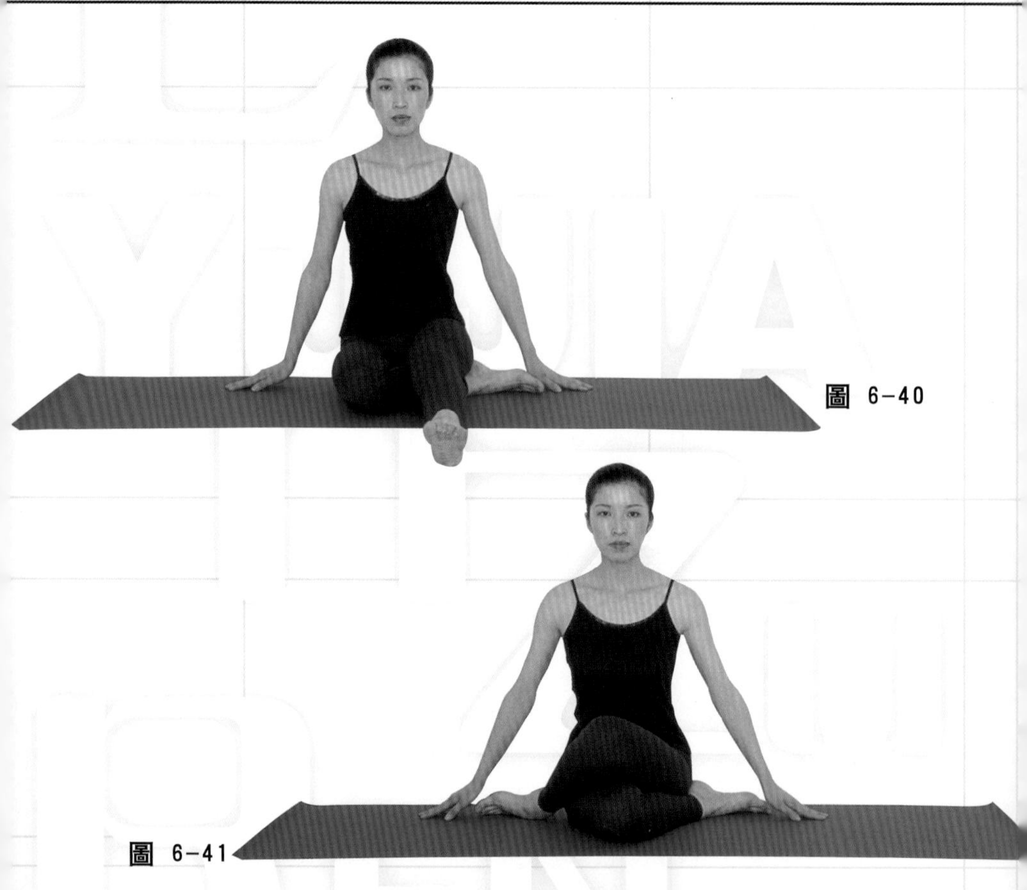

圖 6-40

圖 6-41

1. 坐姿，將右脚放在左臀的旁邊。(圖 6-40)

2. 屈左腿，左脚放在右臀的旁邊。兩膝在上下一直綫上。(圖 6-41)

3. 雙手在背後雙握，保持片刻。(圖 6-42)

4. 如果兩手不能相握，可以抓住繩子或毛巾。(圖 6-43)

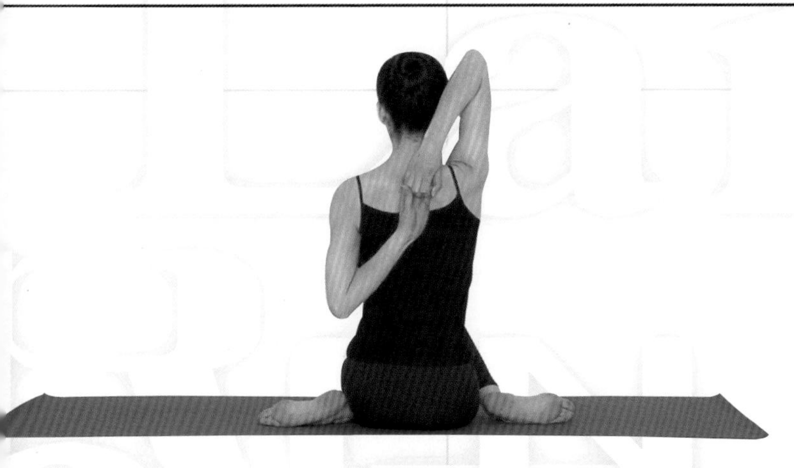

圖 6-42

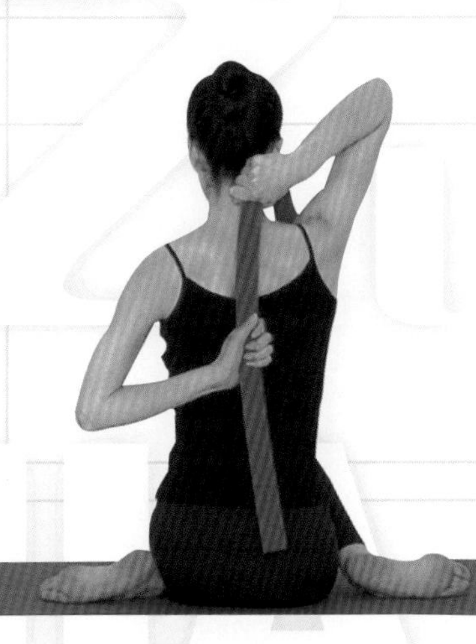

圖 6-43

功效：矯直背部，擴張胸部，放鬆肩關節，消除肩關節的僵硬。

提示：女性能夠在這個姿勢上有更大的受益，適合網球，羽毛球，短跑等運動。

動作十二：簡易魚式

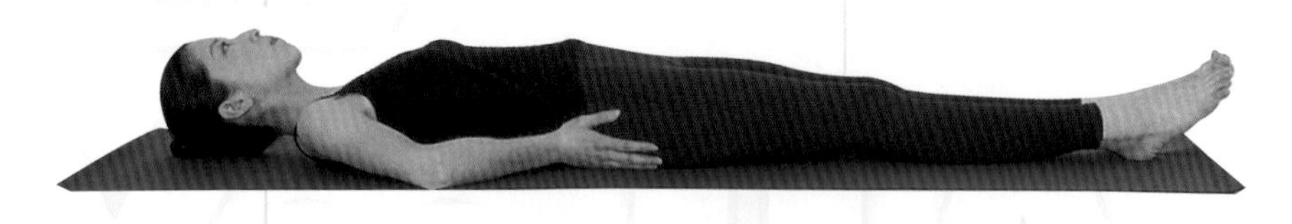

圖 6-44

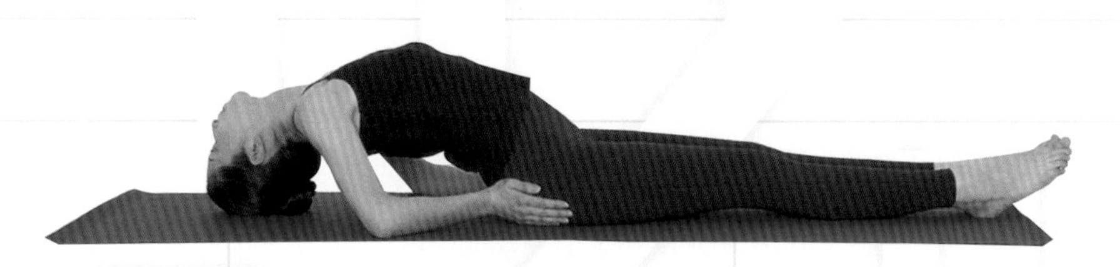

圖 6-45

1. 仰卧，雙手扶着兩臀的外一側，肘關節觸地。(圖6-44)

2. 兩肘關節向地面用力撐起，將背部離開地面，頭頂觸地。(圖 6-45)

3. 將兩手掌放在大腿上，保持，自然呼吸。(圖6-46)

4. 回到1.後，兩手抱小腿，彎曲身體，下巴接近膝蓋。放鬆背部。(圖 6-47)

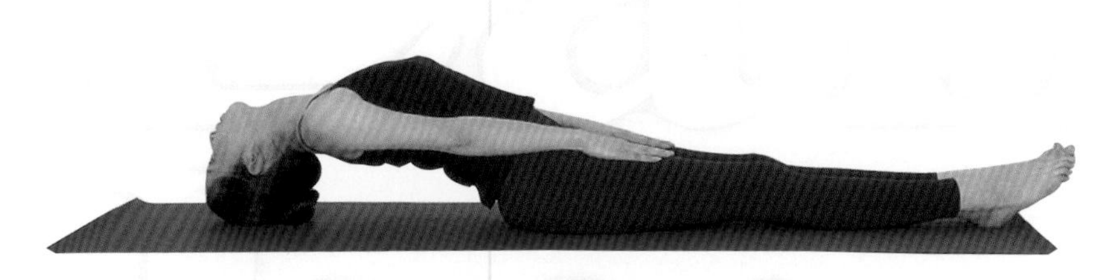

圖 6-46

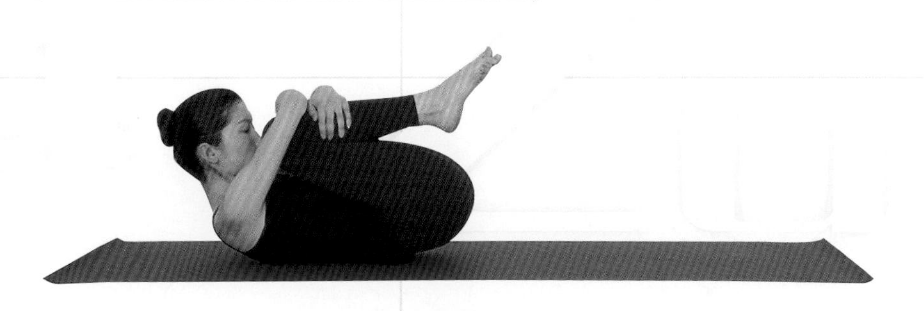

圖 6-47

功效：擴展胸膛，伸展頸部，調整甲狀腺的分泌，糾正駝背。

提示：這個姿勢伸展背部肌肉，美化背部線條，令你的舉手投足更優美。

星期日

美膚養顏瑜伽

∷　　前六天的瑜伽鍛鍊，令你精神煥發、身輕體鬆了吧！殊不知，瑜伽還可以幫助你美容護膚呢！它可不像我們使用的一般化妝品，美在外表。而是由內而外，透過激發體內能量，調節內分泌及腺體功能，促進血液循環，達到美容、美體、護膚奇效的！讓你看上去比實際至少年輕 10 歲，信不信由你！試一試便知！

動作一：椅上犁式

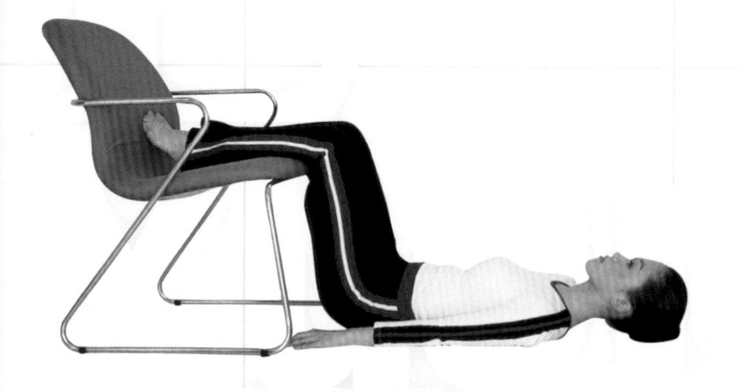

圖 7-1

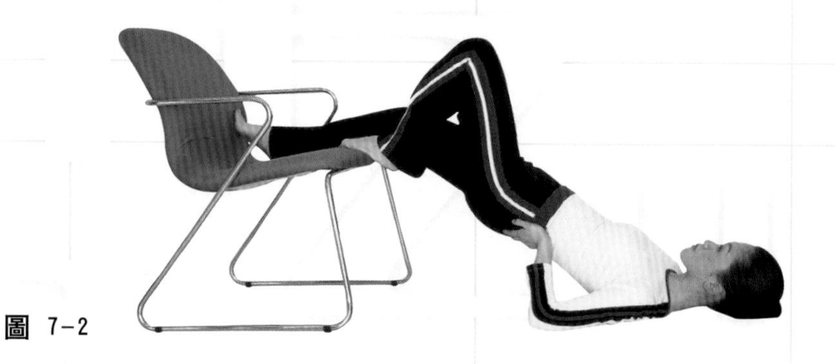

圖 7-2

1. 平躺於地板上，小腿平放於椅上，膝關節屈曲，深呼吸。(圖 7-1)

2. 左腿屈膝，左脚掌放於椅上。(圖 7-2)

3. 吸氣，雙手用力撐腰，右腿屈膝，使腰背離開地面，以肩着地。(圖 7-3)

4. 呼氣，雙手平放於地面，手心向下。保持數秒，深呼吸，還原放鬆。(圖 7-4)

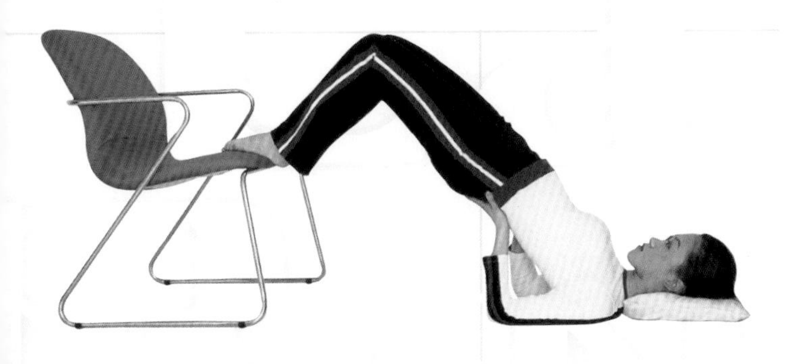

圖 7-3

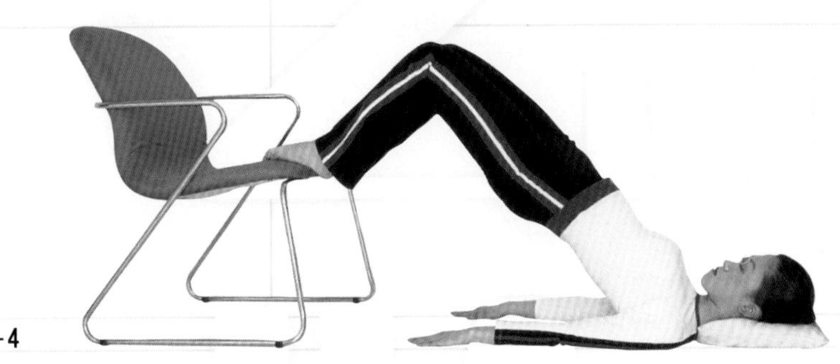

圖 7-4

功效：可防止內臟下垂。調整女性經期不順。改善皮膚的乾澀粗糙。

提示：堅持練習數日後。即可改善皮膚乾澀。

動作二：椅後猫式

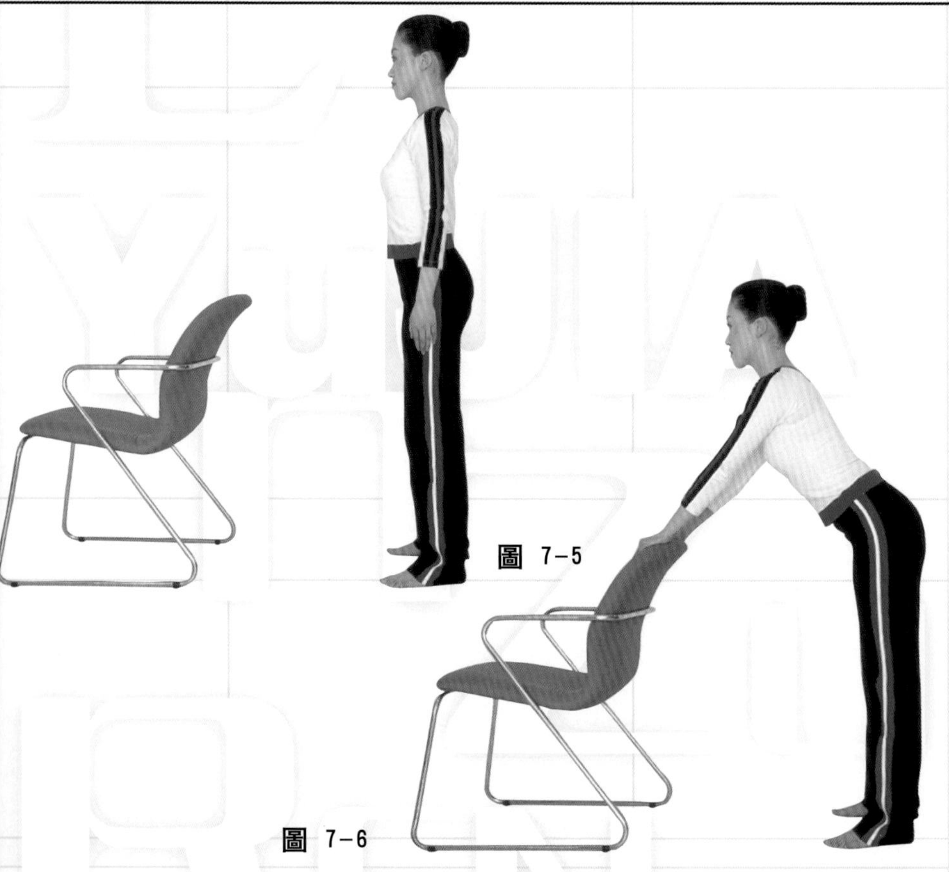

圖 7-5

圖 7-6

1. 面向椅背，距椅子約80公分處，深呼吸。（圖7–5）

2. 上體向前彎曲，手抓椅背。做兩次深呼吸。（圖 7–6）

3. 呼氣弓背，前臂放於椅背上，低頭。（圖 7–7）

4. 吸氣，抬頭，下腰，眼睛向前上方看。回位，重複數次。（圖 7–8）

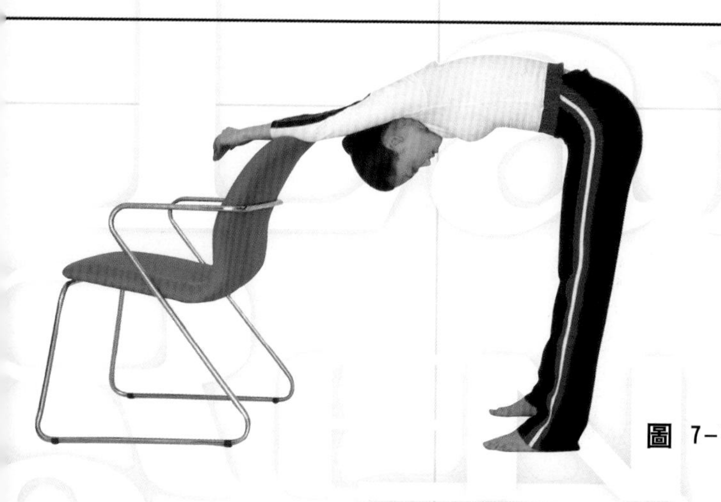

圖 7-7

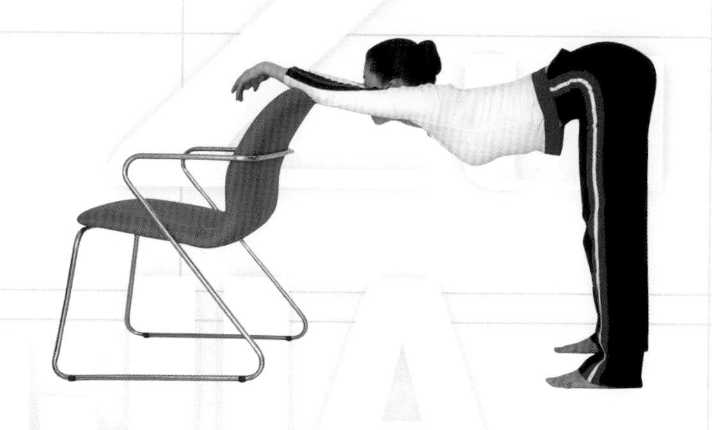

圖 7-8

功效：增強血液循環，促進新陳代謝，改善氣色，養顏美容。亦可柔軟脊背，並消除腰背酸痛。

提示：下肢應伸直，不可彎曲。

動作三：椅上束角式

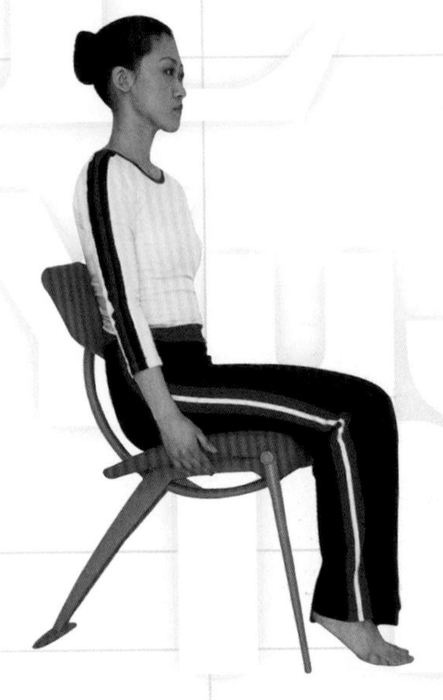

圖 7-9

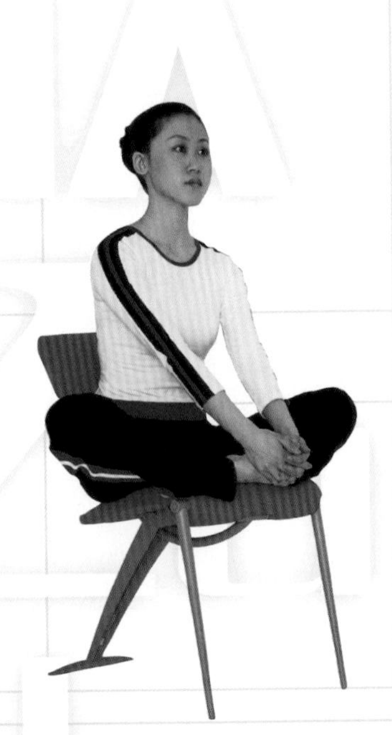

圖 7-10

1. 正坐於椅上。(圖 7-9)

2. 將雙腳腳心相對，屈膝，用雙手將雙腳腳跟拉近於大腿根處。(圖 7-10)

3. 雙手十指交叉握住雙腳，呼氣，上體盡量貼近雙腳。(圖 7-11)

4. 繼續用手將頭部向雙腳拉近，到達極限後，停留數秒，深呼吸，還原放鬆。(圖 7-12)

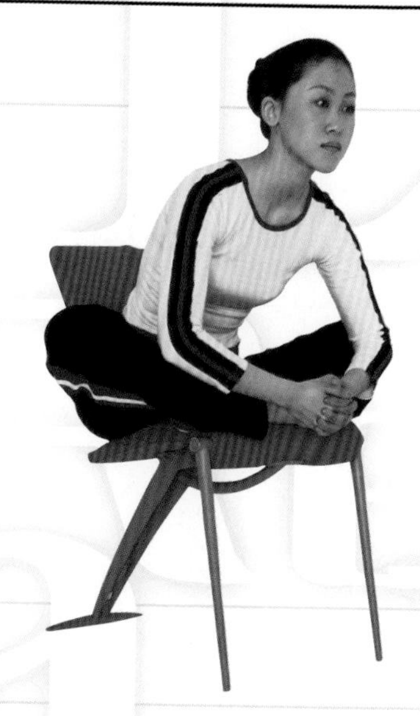

圖 7-11

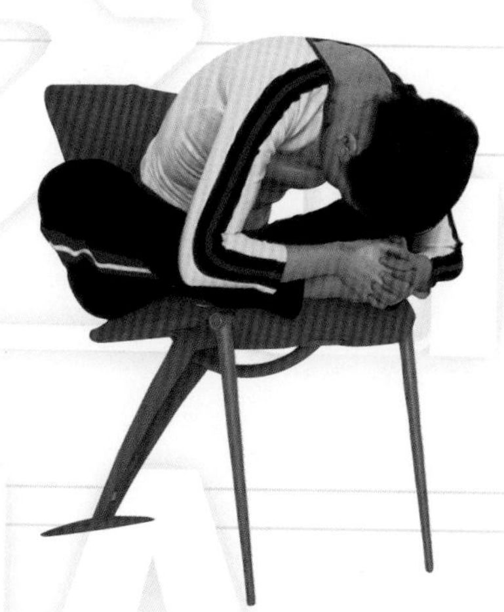

圖 7-12

功效：有助於調節內分泌，促進下背部、腹部及骨盆的血液流通。糾正月經不調，可防止靜脈曲張、疝氣，消除坐骨神經痛。由調節腺體功能及內分泌，達到美化肌膚的作用。

提示：此式亦有減肥功效，孕婦練習有助於分娩。

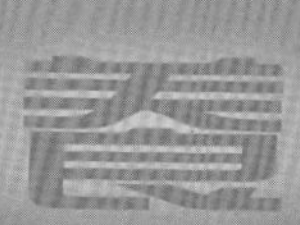
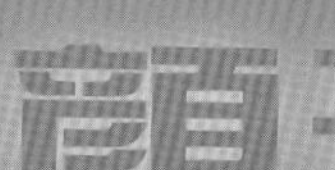

動作四：犁式

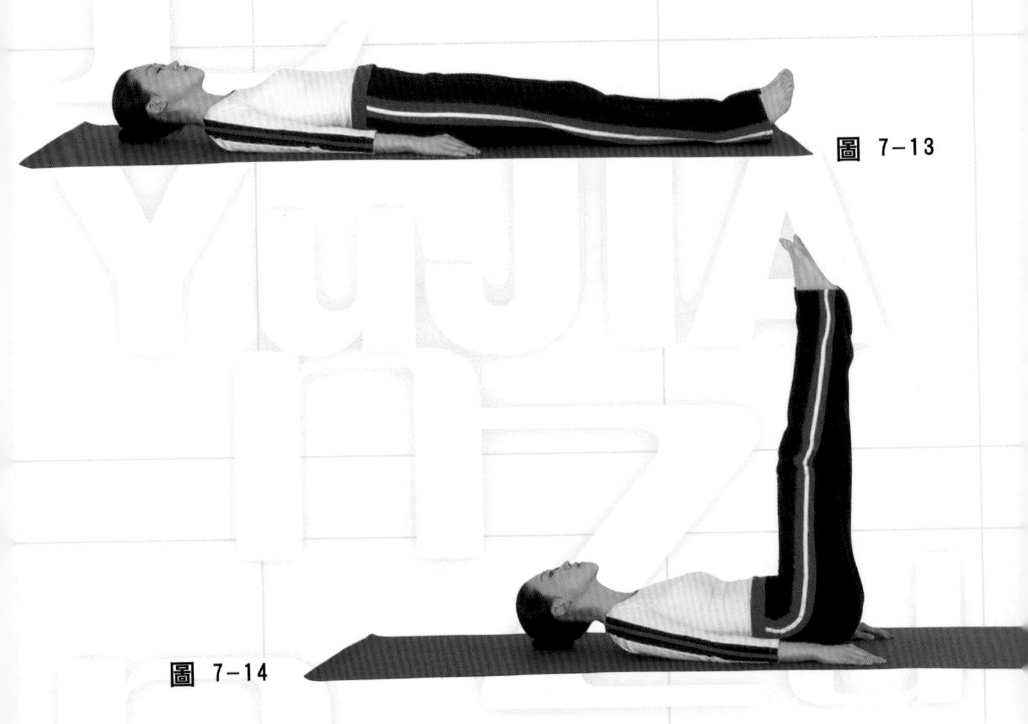

圖 7–13

圖 7–14

1. 平躺，全身放鬆，兩腿伸直。（圖 7–13）

2. 吸氣，兩手向下用力，收縮腹肌，抬兩腿直至與地面呈 90℃。（圖 7–14）

3. 到達 90℃角後呼氣，雙手托腰，繼續將腿伸過頭後，此時下背部與臀部已自然離開地面。（圖 7–15）

4. 當脚趾觸及地面時，雙手在頭頂十指交叉，保持深呼吸，堅持 10 ~ 15 秒，還原放鬆。（圖 7–16）

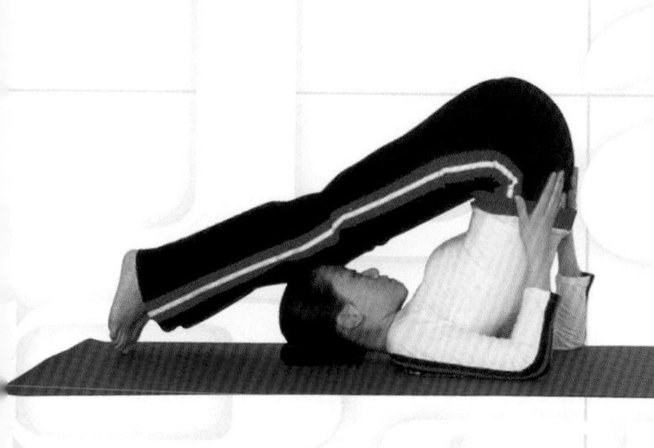

圖 7-15

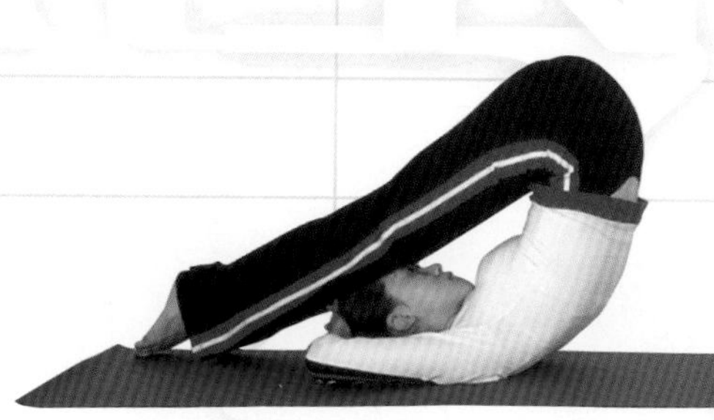

圖 7-16

功效：促進血液循環，除滋養脊柱神經外，也可養顏護膚。此外還可消除背痛、腰痛、減除腰部、髖部、腿部的脂肪。同時對於內臟各器官也十分有益。

提示：回位過程中，應盡量緩慢，讓脊柱一節節觸地，整個過程中，頭部始終不離開地面。女性在月經期避免做這個姿勢，患有坐骨神經痛的人禁做此式，有高血壓的人應在教練員指導下練習。

動作五：輪式

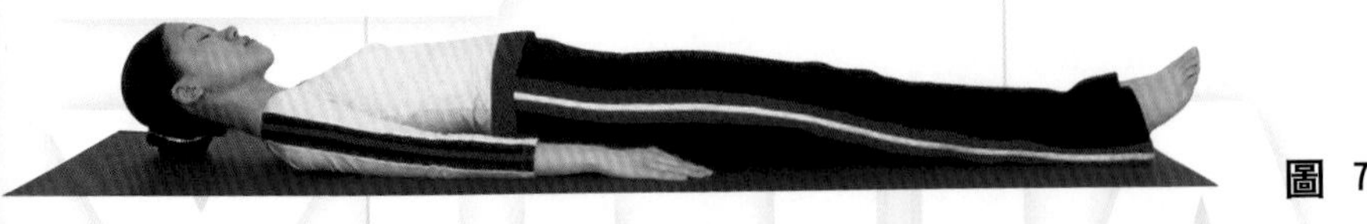

圖 7-17

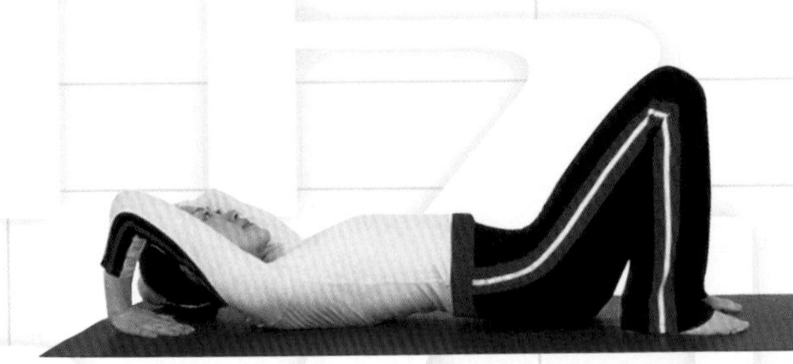

圖 7-18

1. 仰卧，雙腿伸直，雙手掌心向下，放於體側。(圖7-17)

2. 屈膝，將雙脚脚跟放於大腿根部，全脚着地，雙手放於頭兩側耳旁，指尖朝向脚的方向。(圖 7-18)

3. 呼氣，拱背，將髖部與腹部向上抬起，雙手與雙腿向下用力。(圖 7-19)

4. 將頭向地板低垂，雙臂伸直，正常呼吸，堅持 10～15 秒，放鬆休息。(圖 7-20)

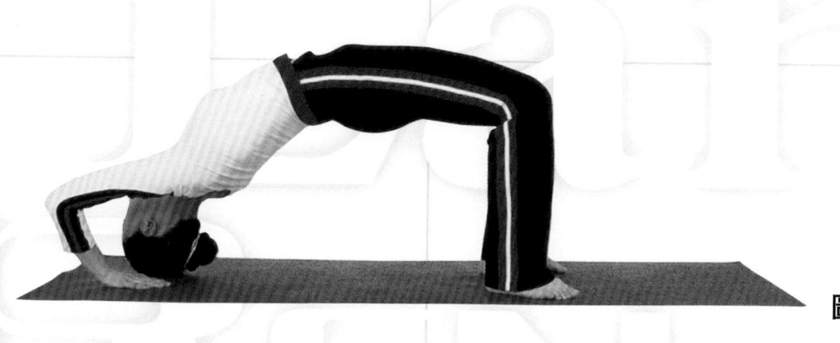

圖 7-19

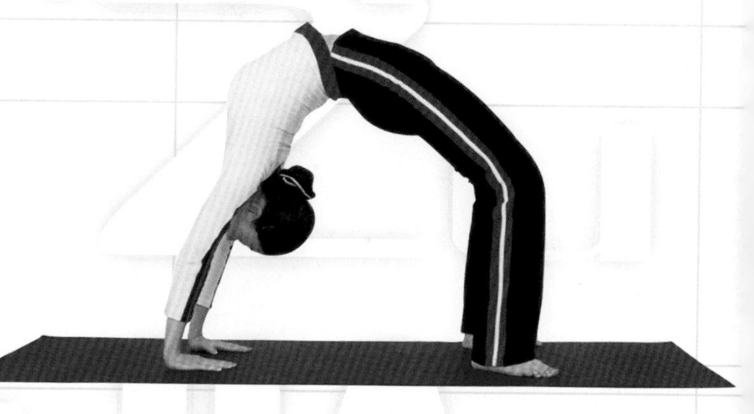

圖 7-20

功效：促進全身血液循環，滋養全身的肌膚，讓人頭腦清爽，容光煥發。

提示：如雙臂無力，亦可將頭着地輔助平衡，但不可將重心全放於頭部。

動作六：叩首式

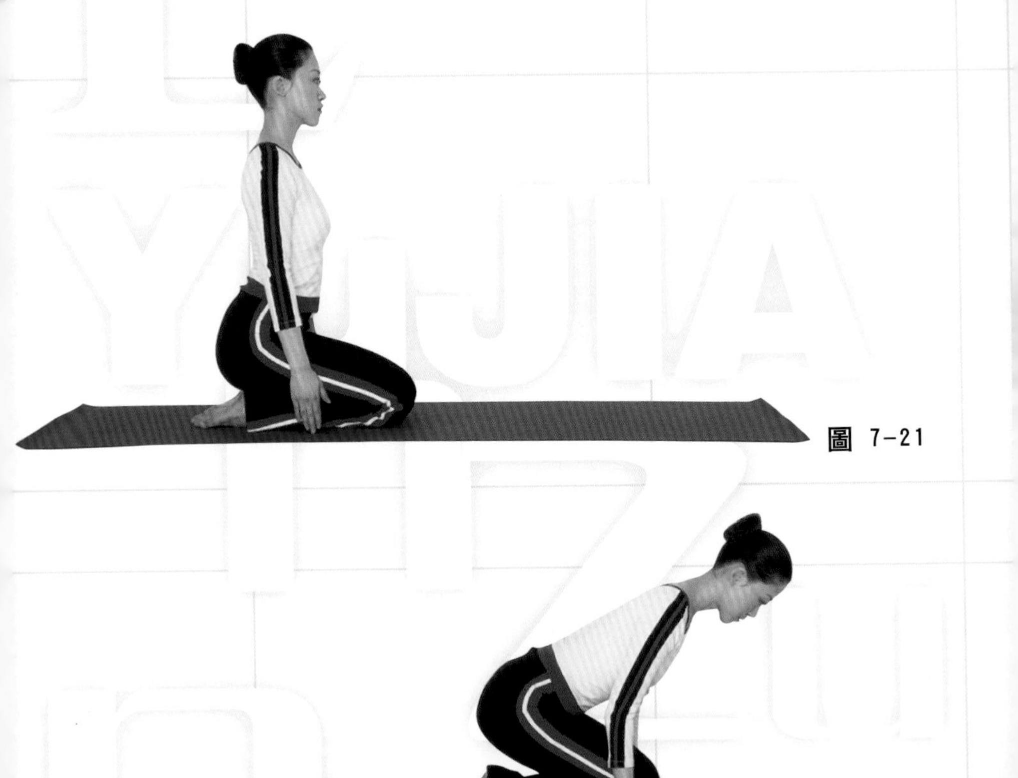
圖 7-21

圖 7-22

1. 跪坐，雙手放於小腿外側，深呼吸。(圖 7-21)
2. 呼氣，上體前傾，手掌着地。(圖 7-22)
3. 慢慢將頭額放在地板上。(圖 7-23)
4. 抬起臀部，頭頂着地，大腿與地面垂直，正常呼吸保持 10 ~ 15 秒，還原放鬆，重複 5 ~ 10 次。(圖 7-24)

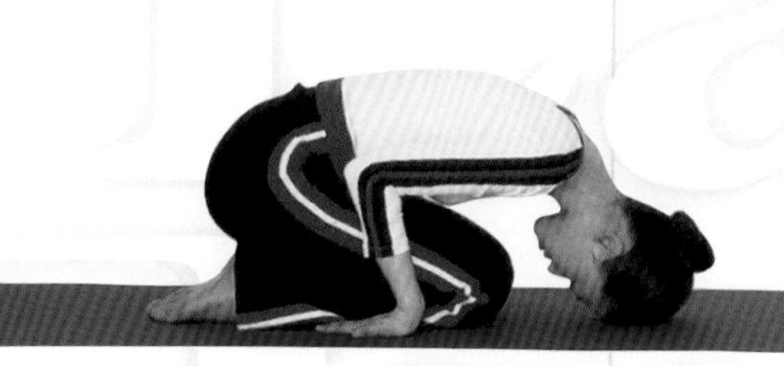

圖 7-23

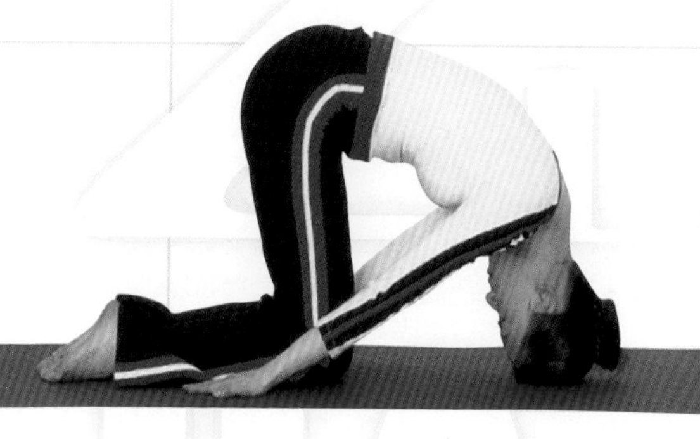

圖 7-24

功效：促進腦部的血液供給，清心舒爽，美容美顏。

提示：有高血壓及眩暈症的人禁做此式。

動作七：倒箭式

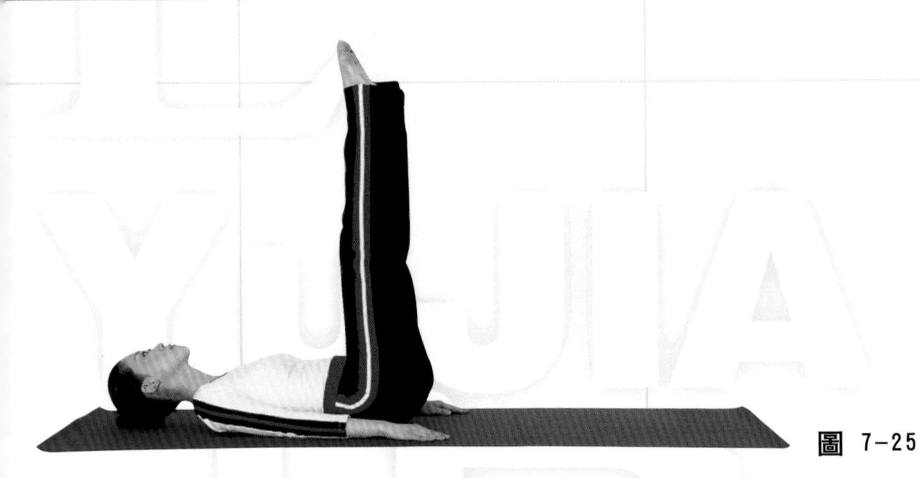

圖 7-25

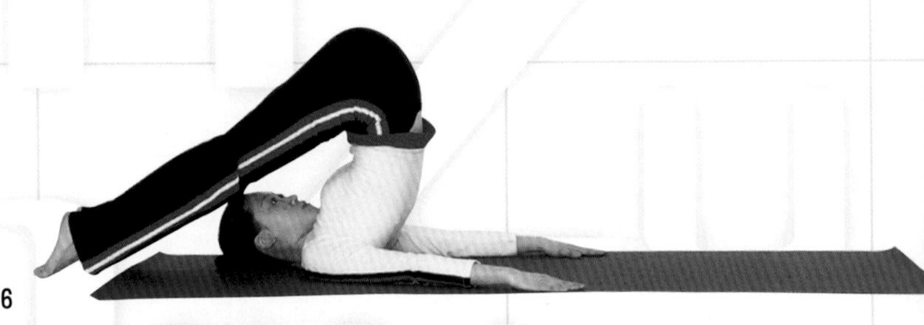

圖 7-26

1. 仰卧，雙臂向下按，抬起雙腿，與地面垂直。（圖7-25）

2. 抬起髖部，雙腿伸過頭上方。（圖 7-26）

3. 屈肘，雙手托住腰部，慢慢打開軀幹，伸直。（圖7-27）

4. 收下巴，頂住胸部，軀幹保持正直，正常呼吸，堅持1 ~3 分鐘。（圖 7-28）

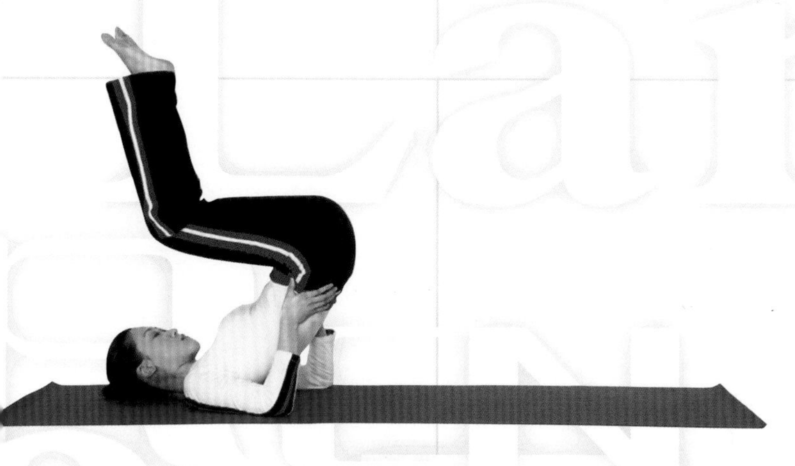

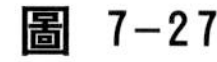

圖 7-27

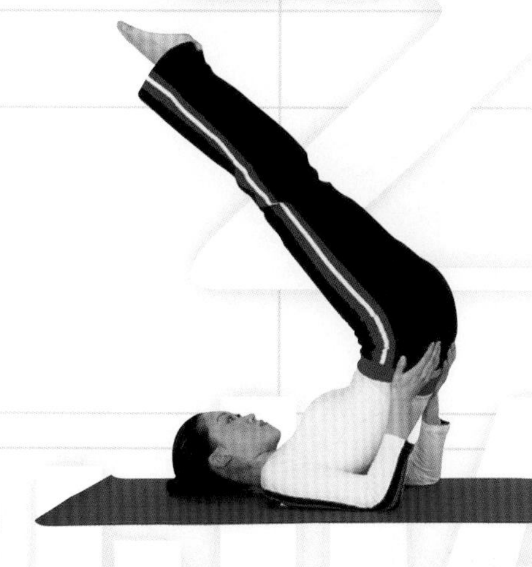

圖 7-28

功效：血液充盈大腦，滋養雙眼、頭皮、顏面，有效減輕失眠，頭痛症狀，讓人更加精力充沛。

提示：患有高血壓病人慎做此式。

動作八：半頭倒立式

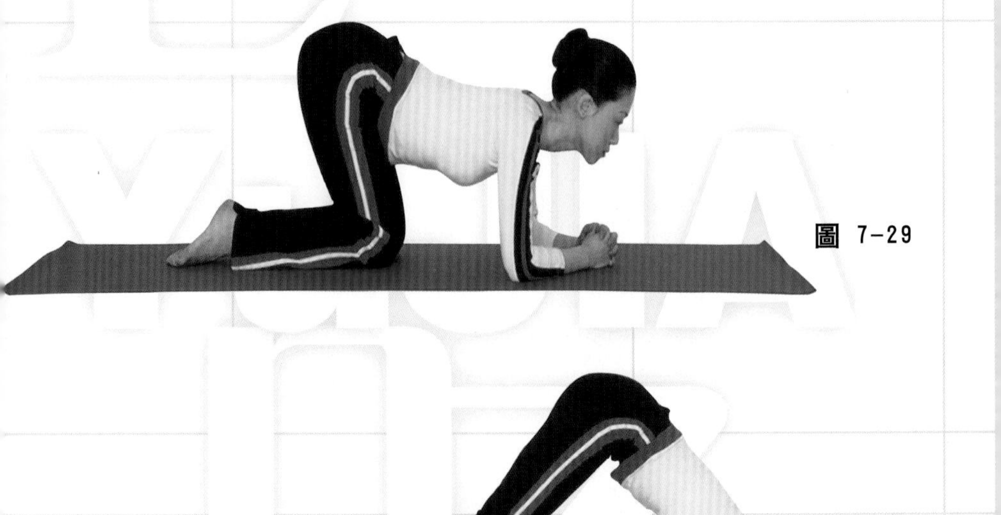

圖 7-29

圖 7-30

1. 跪地，雙手十指相交，上身前俯。(圖 7-29)

2. 向前彎腰，頭頂觸地，後腦勺緊靠交叉的雙手，上臂相應抬高，雙腿伸直。雙腳小步向頭部方向移動，髖部移向頭上方。(圖 7-30)

3. 當上體近於垂直地面時，兩腳盡量靠近頭部。保持自然呼吸。(圖 7-31)

4. 頭部與手的特寫。(圖 7-32)

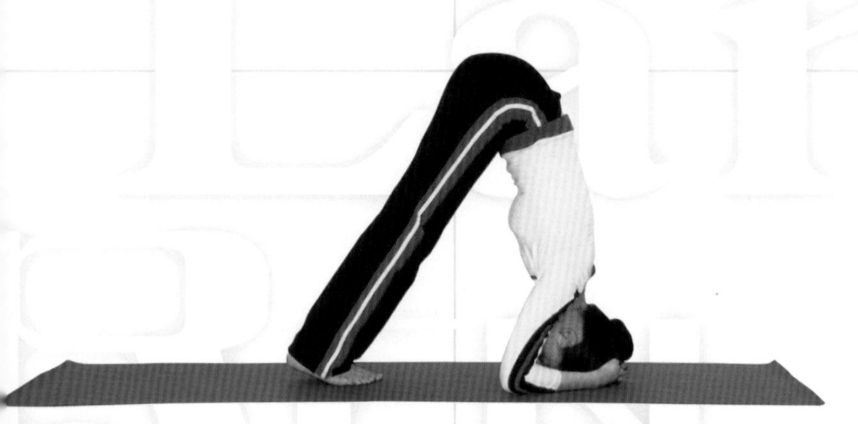

圖 7-31

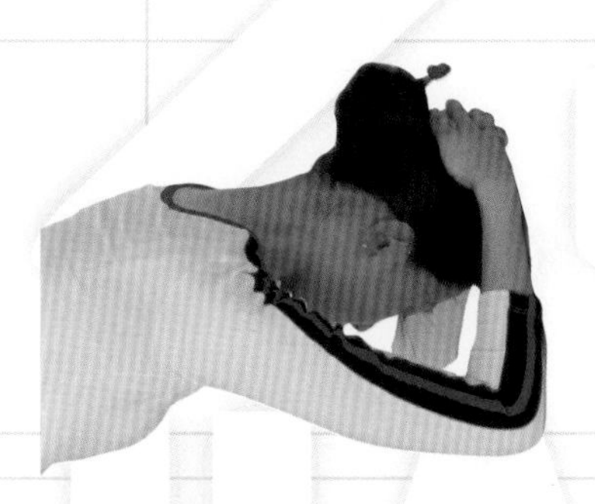

圖 7-32

功效：滋養頭部大腦，改善膚色，美膚養顏，有助於防治脫髮。

提示：患有高血壓，心臟病，暈眩等病病人禁做此式。

動作九：叭喇狗式

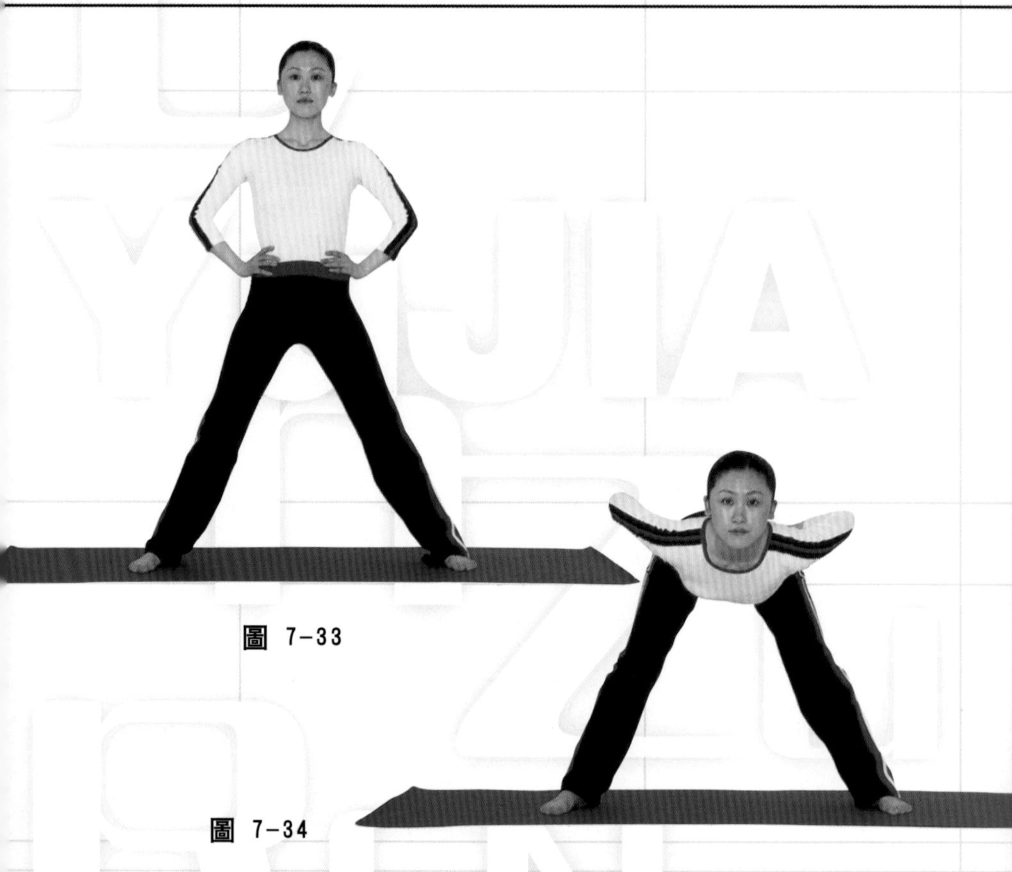

圖 7-33

圖 7-34

1. 深呼吸，雙手叉腰，兩腿分開約兩步寬。(圖7-33)

2. 呼氣，上體前傾。(圖 7-34)

3. 雙手放於地上，此時，雙手、雙腳應盡量在一條直綫上，上體前傾直至將頭置於兩手之間，保持30～60秒，吸氣，回位。(圖 7-35)

4. 另一動作爲雙手叉腰或雙手背後合掌。(圖 7-36)

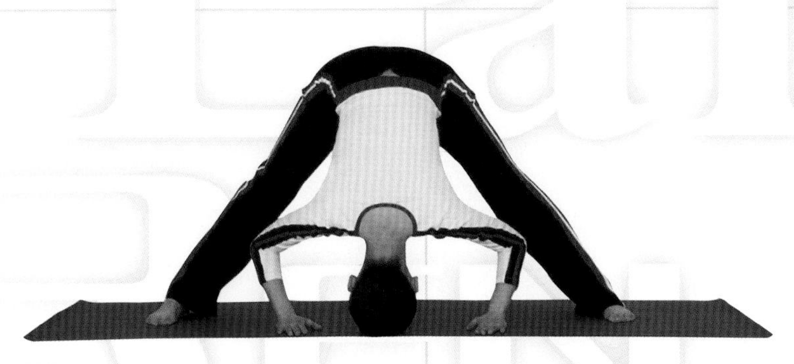

圖 7-35

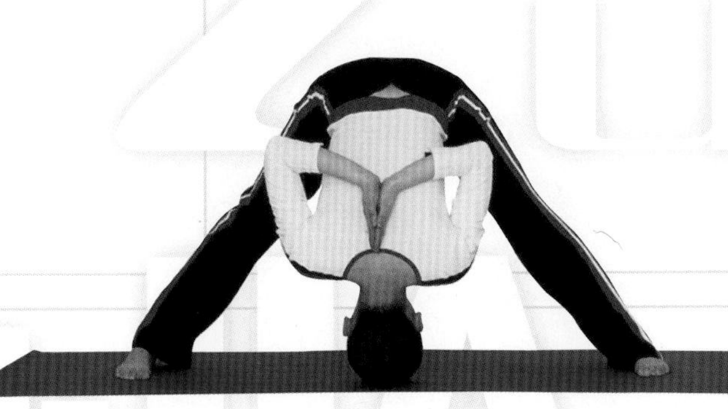

圖 7-36

功效：加强腦部血液供應，潤膚養顏，同時改善消化機能。

提示：頭倒立困難的人可以練習此式。

動作十：倒舉腿式

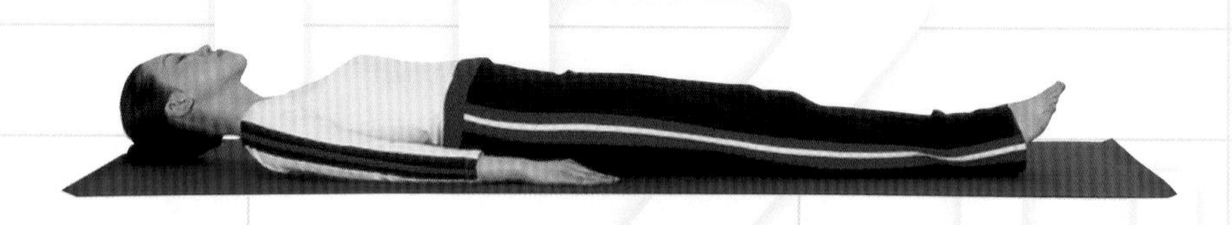

圖 7–37

1. 仰卧於牆邊，屈膝，雙手平放於體側。(圖 7–37)

2. 雙腿抬起與地面垂直，閉雙眼，深呼吸，保持1～3分鐘。還原放鬆。(圖 7–38)

3. 亦可將雙腿分開，深呼吸，堅持1～3分鐘，還原放鬆。(圖 7–39)

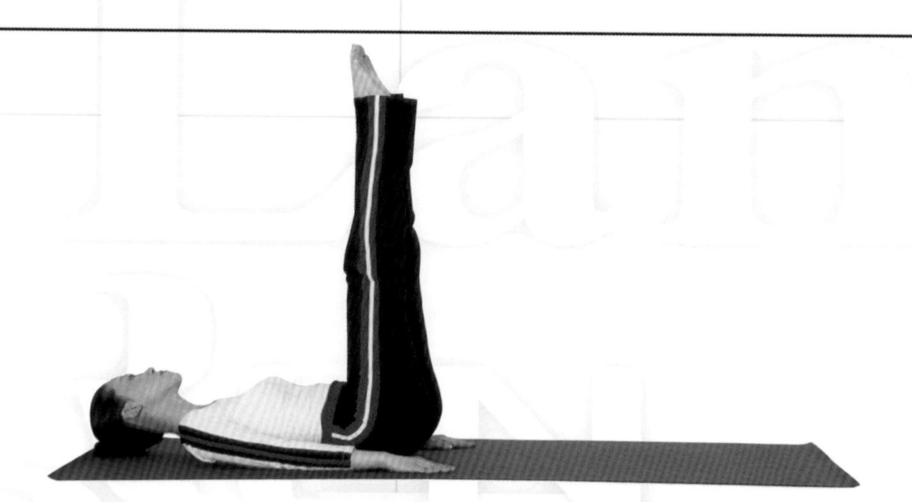

圖 7-38

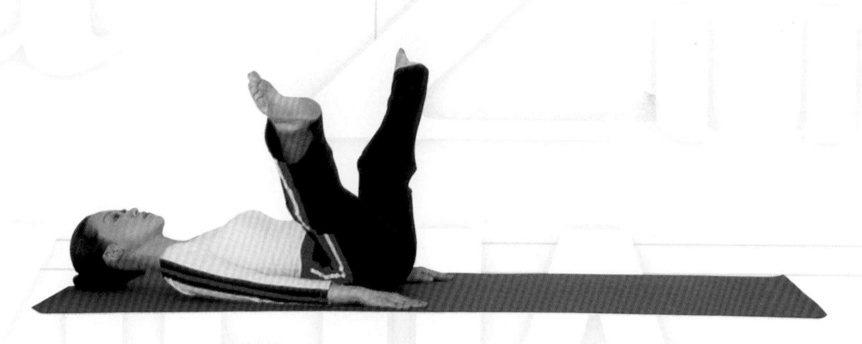

圖 7-39

功效：血液流向上體與大腦，滋養肌膚，清醒大腦。

提示：每日堅持練習，亦可達到清心明目延緩衰老的功效。

動作十一：弓式

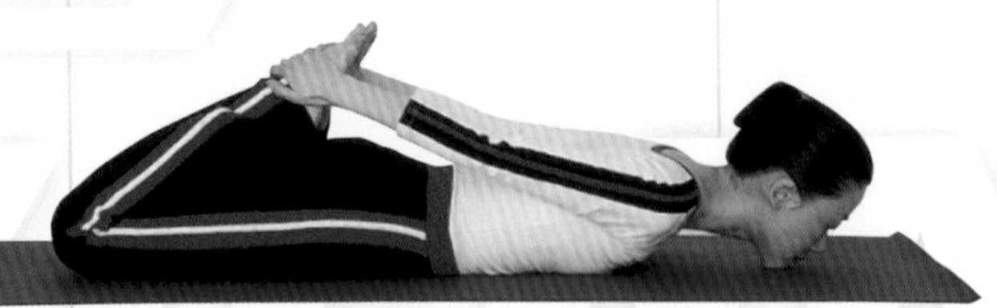

圖 7-40

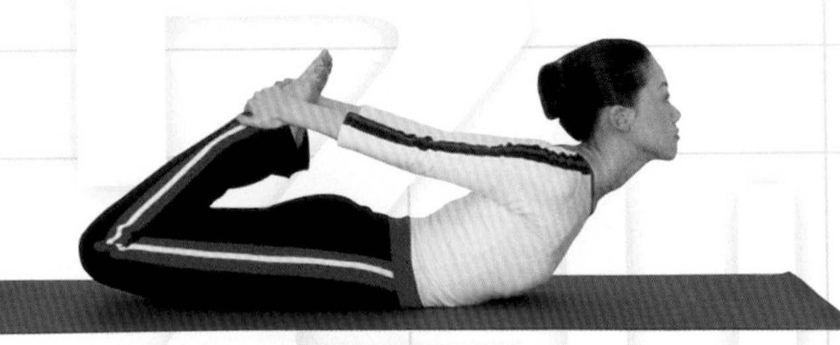

圖 7-41

1. 俯卧，下巴觸地。彎曲雙腿，雙手抓住脚踝。（圖7-40）

2. 背部肌肉用力。使胸部盡量抬高，提離地面。（圖7-41）

3. 兩大腿和胸部，腹部都盡量抬高，保持自然呼吸。（圖7-42）

4. 回位。臀部退到脚後跟，雙臂向前平放，放鬆。（圖7-43）

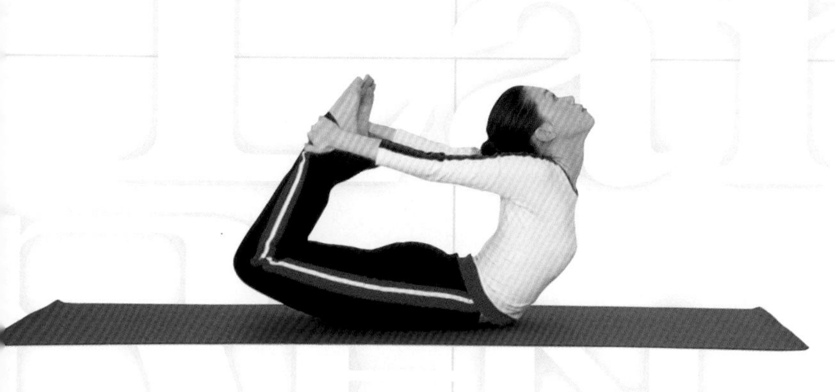

圖 7-42

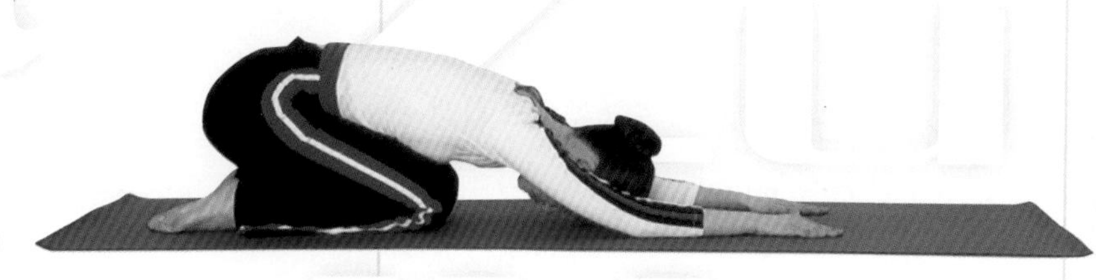

圖 7-43

功效：增強背部肌肉，消除身體的疼痛與僵硬。按摩腹腔內部器官，減少腹、腰部脂肪。對治療糖尿病有輔助作用。

提示：經過一冬一春練習，你就可以穿上渴望已久的露背裝了。

動作十二：蛇擊式

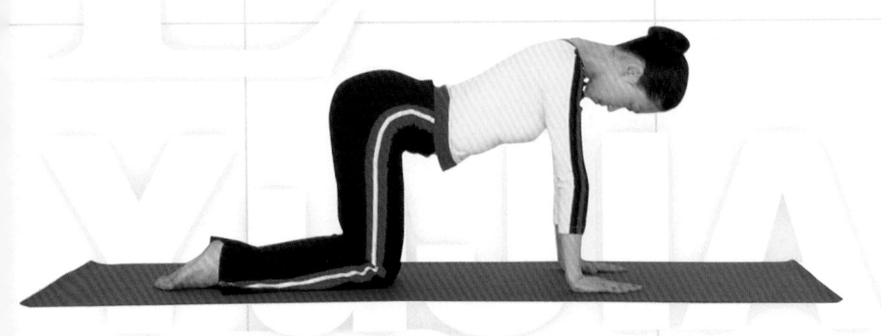

圖 7-44

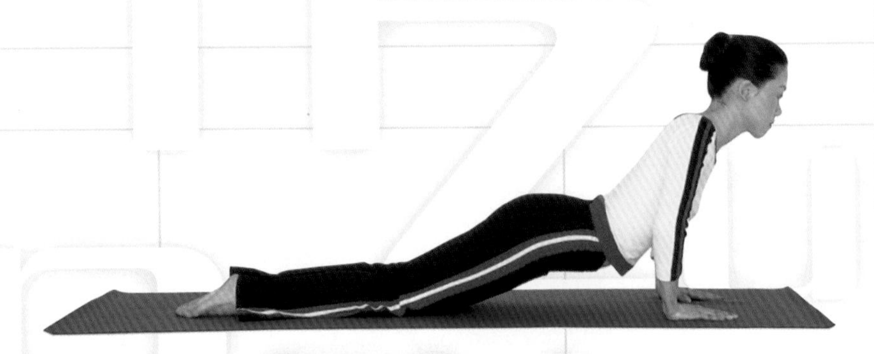

圖 7-45

1. 兩膝跪地，雙臂撐地與兩肩成垂直角度。（圖7-44）

2. 雙腿伸直，小腿放於地面，上體向前移動。（圖 7-45）

3. 兩臂伸直，兩大腿根觸地，胸部上挺，頭後仰，保持片刻。（圖 7-46）

4. 臀部退到脚後跟，放鬆。（圖 7-47）

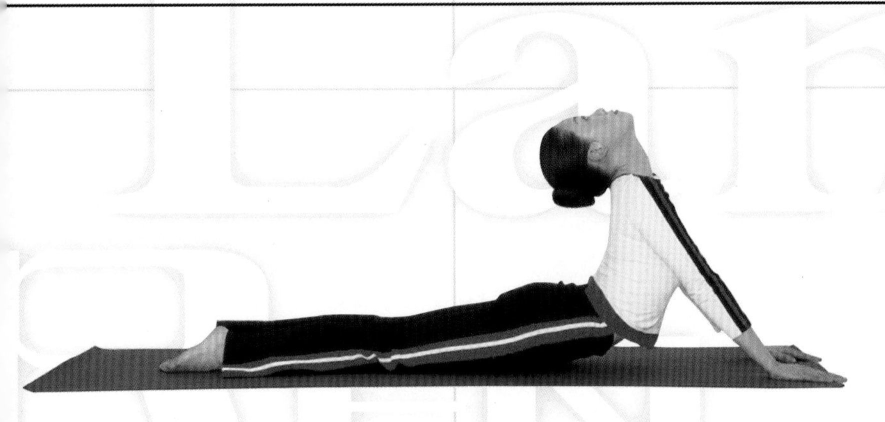

圖 7-46

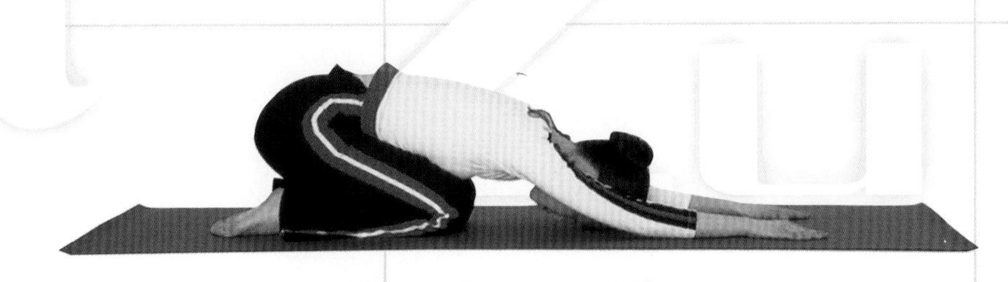

圖 7-47

功效：對背部神經及肌肉有益，增加脊柱的彈性。治療坐骨神經痛和普通背部疾病，有助於消除月經不順。

提示：有腰部疾病者可將雙手適當遠離身體，以減緩對腰部的壓力。

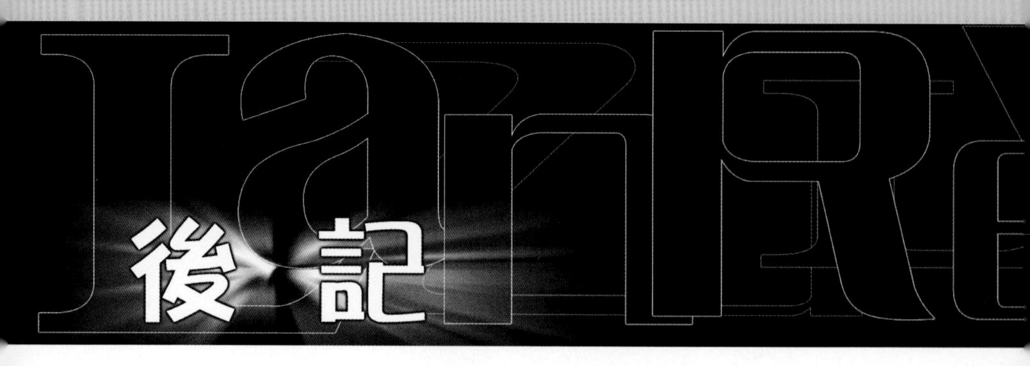

後記

瑜伽起源於古老的印度，而今風靡世界。在國外，從好萊塢明星到普通上班族，從白髮蒼蒼的老人到十幾歲的青少年……都對瑜伽趨之若鶩。正是由於瑜伽廣泛的包容性和內外兼修的特點，從5年前在國外接觸到瑜伽伊始，我就決心將這項博大精深，安全有效的健康運動在中國普及開來，讓更多人從中獲益。

回國後，經過一年多籌備調研，2001年作爲北京第一家從事專業瑜伽教學和教練培訓的俱樂部——北京蟬舟瑜伽健身中心成立了，它的誕生，填補了北京專業瑜伽場館的空白。

由於瑜伽練習原理的特殊性，瑜伽導師的專業性非常重要，正確和個性化的指導會使學員的鍛鍊效果事半功倍。與很多健身中心點綴性開設的瑜伽課不同，蟬舟的教學全部以哈達瑜伽爲核心，聘任的專職教練員至少具備7年以上瑜伽練習與教學經驗，這些現任教練員都曾被送到印度接受過專業培訓。如教學總監朱凌燕女士，就是國內不可多得的擁有正規印度瑜伽學院培訓認證的瑜伽教練員。這本書也濃縮了朱凌燕女士以及蟬舟瑜伽館資深教練員周曄先生多年教學的心血。

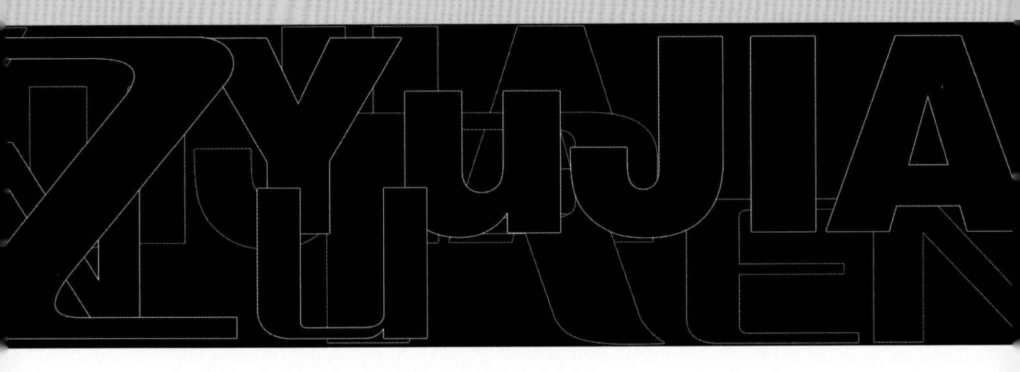

瑜伽在國外經過多年發展，已成爲一項非常普及的運動，其涵義有二：一是Adaptable，不同年齡、性別和身體狀況的人群都能從中獲益；二是 Accessible ，以紐約爲例，幾乎各個社區、街角都能找到練習瑜伽的場所，書店裏也有很多瑜伽的指導書籍和光碟。所以，我們蟬舟瑜伽館也正朝着這個方向努力，與世界文化接軌。建館兩年來，我們開設了初級、中級和專業級不同程度的課程，同時在建國門、東直門、東四十條、雍和宮、阜成門、永定路、海澱、亞運村和望京等地區開設了多家分部。隨着各地加盟者的踴躍支持，我們 「將最正宗的瑜伽帶到每個人身邊」的心願相信不久就能實現。

最後我想說的是，瑜伽作爲一項完美的運動，除了調養身心外，更是一種生活方式和人生哲學，因此不可能一蹴即成、一勞永逸，需練習者在實踐中不斷理解、堅持不懈。本書旨在化繁爲簡，以簡便、生動、實用的方式幫你打開瑜伽的大門，使終日忙碌、不得鍛鍊的「懶人」一族於不知不覺中愛上瑜伽。

真心希望讀過這本書的人都能從中獲益，找到健康快樂。

——劉　暘

大展出版社有限公司
品冠文化出版社

圖書目錄

地址：台北市北投區(石牌)
致遠一路二段12巷1號
郵撥：01669551<大展>
19346241<品冠>
電話：(02)28236031
28236033
28233123
傳真：(02)28272069

・少年偵探・品冠編號66

1. 怪盜二十面相 （精） 江戶川亂步著 特價189元
2. 少年偵探團 （精） 江戶川亂步著 特價189元
3. 妖怪博士 （精） 江戶川亂步著 特價189元
4. 大金塊 （精） 江戶川亂步著 特價230元
5. 青銅魔人 （精） 江戶川亂步著 特價230元
6. 地底魔術王 （精） 江戶川亂步著 特價230元
7. 透明怪人 （精） 江戶川亂步著 特價230元
8. 怪人四十面相 （精） 江戶川亂步著 特價230元
9. 宇宙怪人 （精） 江戶川亂步著 特價230元
10. 恐怖的鐵塔王國 （精） 江戶川亂步著 特價230元
11. 灰色巨人 （精） 江戶川亂步著 特價230元
12. 海底魔術師 （精） 江戶川亂步著 特價230元
13. 黃金豹 （精） 江戶川亂步著 特價230元
14. 魔法博士 （精） 江戶川亂步著 特價230元
15. 馬戲怪人 （精） 江戶川亂步著 特價230元
16. 魔人銅鑼 （精） 江戶川亂步著 特價230元
17. 魔法人偶 （精） 江戶川亂步著 特價230元
18. 奇面城的秘密 （精） 江戶川亂步著 特價230元
19. 夜光人 （精） 江戶川亂步著 特價230元
20. 塔上的魔術師 （精） 江戶川亂步著 特價230元
21. 鐵人Q （精） 江戶川亂步著 特價230元
22. 假面恐怖王 （精） 江戶川亂步著 特價230元
23. 電人M （精） 江戶川亂步著 特價230元
24. 二十面相的詛咒 （精） 江戶川亂步著 特價230元
25. 飛天二十面相 （精） 江戶川亂步著 特價230元
26. 黃金怪獸 （精） 江戶川亂步著 特價230元

・生活廣場・品冠編號61

1. 366天誕生星 李芳黛譯 280元
2. 366天誕生花與誕生石 李芳黛譯 280元
3. 科學命相 淺野八郎著 220元
4. 已知的他界科學 陳蒼杰譯 220元

5. 開拓未來的他界科學　陳蒼杰譯　220 元
6. 世紀末變態心理犯罪檔案　沈永嘉譯　240 元
7. 366 天開運年鑑　林廷宇編著　230 元
8. 色彩學與你　野村順一著　230 元
9. 科學手相　淺野八郎著　230 元
10. 你也能成為戀愛高手　柯富陽編著　220 元
11. 血型與十二星座　許淑瑛編著　230 元
12. 動物測驗—人性現形　淺野八郎著　200 元
13. 愛情、幸福完全自測　淺野八郎著　200 元
14. 輕鬆攻佔女性　趙奕世編著　230 元
15. 解讀命運密碼　郭宗德著　200 元
16. 由客家了解亞洲　高木桂藏著　220 元

・女醫師系列・品冠編號 62

1. 子宮內膜症　國府田清子著　200 元
2. 子宮肌瘤　黑島淳子著　200 元
3. 上班女性的壓力症候群　池下育子著　200 元
4. 漏尿、尿失禁　中田真木著　200 元
5. 高齡生產　大鷹美子著　200 元
6. 子宮癌　上坊敏子著　200 元
7. 避孕　早乙女智子著　200 元
8. 不孕症　中村春根著　200 元
9. 生理痛與生理不順　堀口雅子著　200 元
10. 更年期　野末悅子著　200 元

・傳統民俗療法・品冠編號 63

1. 神奇刀療法　潘文雄著　200 元
2. 神奇拍打療法　安在峰著　200 元
3. 神奇拔罐療法　安在峰著　200 元
4. 神奇艾灸療法　安在峰著　200 元
5. 神奇貼敷療法　安在峰著　200 元
6. 神奇薰洗療法　安在峰著　200 元
7. 神奇耳穴療法　安在峰著　200 元
8. 神奇指針療法　安在峰著　200 元
9. 神奇藥酒療法　安在峰著　200 元
10. 神奇藥茶療法　安在峰著　200 元
11. 神奇推拿療法　張貴荷著　200 元
12. 神奇止痛療法　漆 浩 著　200 元

・常見病藥膳調養叢書・品冠編號 631

1. 脂肪肝四季飲食　蕭守貴著　200 元

2.	高血壓四季飲食	秦玖剛著	200 元
3.	慢性腎炎四季飲食	魏從強著	200 元
4.	高脂血症四季飲食	薛輝著	200 元
5.	慢性胃炎四季飲食	馬秉祥著	200 元
6.	糖尿病四季飲食	王耀獻著	200 元
7.	癌症四季飲食	李忠著	200 元
8.	痛風四季飲食	魯焰主編	200 元
9.	肝炎四季飲食	王虹等著	200 元
10.	肥胖症四季飲食	李偉等著	200 元
11.	膽囊炎、膽石症四季飲食	謝春娥著	200 元

・彩色圖解保健・品冠編號 64

1.	瘦身	主婦之友社	300 元
2.	腰痛	主婦之友社	300 元
3.	肩膀痠痛	主婦之友社	300 元
4.	腰、膝、腳的疼痛	主婦之友社	300 元
5.	壓力、精神疲勞	主婦之友社	300 元
6.	眼睛疲勞、視力減退	主婦之友社	300 元

・心 想 事 成・品冠編號 65

1.	魔法愛情點心	結城莫拉著	120 元
2.	可愛手工飾品	結城莫拉著	120 元
3.	可愛打扮 & 髮型	結城莫拉著	120 元
4.	撲克牌算命	結城莫拉著	120 元

・熱 門 新 知・品冠編號 67

1.	圖解基因與 DNA	（精）	中原英臣 主編	230 元
2.	圖解人體的神奇	（精）	米山公啟 主編	230 元
3.	圖解腦與心的構造	（精）	永田和哉 主編	230 元
4.	圖解科學的神奇	（精）	鳥海光弘 主編	230 元
5.	圖解數學的神奇	（精）	柳 谷 晃 著	250 元
6.	圖解基因操作	（精）	海老原充 主編	230 元
7.	圖解後基因組	（精）	才園哲人 著	230 元

・法律專欄連載・大展編號 58

台大法學院　法律學系／策劃
法律服務社／編著

1.	別讓您的權利睡著了(1)	200 元
2.	別讓您的權利睡著了(2)	200 元

43. 24 式太極拳＋VCD　中國國家體育總局著　350 元
44. 太極推手絕技　安在峰編著　250 元
45. 孫祿堂武學錄　孫祿堂著　300 元
46. ＜珍貴本＞陳式太極拳精選　馮志強著　280 元
47. 武當趙堡太極拳小架　鄭悟清傳授　250 元
48. 太極拳習練知識問答　邱丕相主編　220 元
49. 八法拳 八法槍　武世俊著　220 元
50. 地趟拳＋VCD　張憲政著　350 元
51. 四十八式太極拳＋VCD　楊 靜演示　400 元
52. 三十二式太極劍＋VCD　楊 靜演示　300 元
53. 隨曲就伸 中國太極拳名家對話錄　余功保著　300 元
54. 陳式太極拳五功八法十三勢　闞桂香著　200 元
55. 六合螳螂拳　劉敬儒等著　280 元
56. 古本新探華佗五禽戲　劉時榮編著　180 元
57. 陳式太極拳養生功＋VCD　陳正雷著　350 元
58. 中國循經太極拳二十四式教程　李兆生著　300 元
59. ＜珍貴本＞太極拳研究　唐豪・顧留馨著　250 元
60. 武當三豐太極拳　劉嗣傳著　300 元
61. 楊式太極拳體用圖解　崔仲三編著　350 元
62. 太極十三刀　張耀忠編著　230 元

・彩色圖解太極武術・大展編號 102

1. 太極功夫扇　李德印編著　220 元
2. 武當太極劍　李德印編著　220 元
3. 楊式太極劍　李德印編著　220 元
4. 楊式太極刀　王志遠著　220 元
5. 二十四式太極拳（楊式）＋VCD　李德印編著　350 元
6. 三十二式太極劍（楊式）＋VCD　李德印編著　350 元
7. 四十二式太極劍＋VCD　李德印編著　350 元
8. 四十二式太極拳＋VCD　李德印編著　350 元
9. 16 式太極拳 18 式太極劍＋VCD　崔仲三著　350 元
10. 楊氏 28 式太極拳＋VCD　趙幼斌著　350 元
11. 楊式太極拳 40 式＋VCD　宗維潔編著　350 元
12. 陳式太極拳 56 式＋VCD　黃康輝等著　350 元
13. 吳式太極拳 45 式＋VCD　宗維潔編著　350 元
14. 精簡陳式太極拳 8 式、16 式　黃康輝編著　220 元

・國際武術競賽套路・大展編號 103

1. 長拳　李巧玲執筆　220 元
2. 劍術　程慧琨執筆　220 元
3. 刀術　劉同為執筆　220 元
4. 槍術　張躍寧執筆　220 元

5. 棍術　殷玉柱執筆　220 元

・簡化太極拳・大展編號 104

1. 陳式太極拳十三式　陳正雷編著　200 元
2. 楊式太極拳十三式　楊振鐸編著　200 元
3. 吳式太極拳十三式　李秉慈編著　200 元
4. 武式太極拳十三式　喬松茂編著　200 元
5. 孫式太極拳十三式　孫劍雲編著　200 元
6. 趙堡太極拳十三式　王海洲編著　200 元

・中國當代太極拳名家名著・大展編號 106

1. 李德印太極拳規範教程　李德印著　550 元
2. 王培生吳式太極拳詮真　王培生著　500 元
3. 喬松茂武式太極拳詮真　喬松茂著　450 元
4. 孫劍雲孫式太極拳詮真　孫劍雲著　350 元
5. 王海洲趙堡太極拳詮真　王海洲著　500 元
6. 鄭琛太極拳道詮真　鄭琛著　400 元

・名師出高徒・大展編號 111

1. 武術基本功與基本動作　劉玉萍編著　200 元
2. 長拳入門與精進　吳彬等著　220 元
3. 劍術刀術入門與精進　楊柏龍等著　220 元
4. 棍術、槍術入門與精進　邱丕相編著　220 元
5. 南拳入門與精進　朱瑞琪編著　220 元
6. 散手入門與精進　張山等著　220 元
7. 太極拳入門與精進　李德印編著　280 元
8. 太極推手入門與精進　田金龍編著　220 元

・實用武術技擊・大展編號 112

1. 實用自衛拳法　溫佐惠著　250 元
2. 搏擊術精選　陳清山等著　220 元
3. 秘傳防身絕技　程崑彬著　230 元
4. 振藩截拳道入門　陳琦平著　220 元
5. 實用擒拿法　韓建中著　220 元
6. 擒拿反擒拿 88 法　韓建中著　250 元
7. 武當秘門技擊術入門篇　高翔著　250 元
8. 武當秘門技擊術絕技篇　高翔著　250 元
9. 太極拳實用技擊法　武世俊著　220 元

・中國武術規定套路・大展編號 113

1.	螳螂拳	中國武術系列	300 元
2.	劈掛拳	規定套路編寫組	300 元
3.	八極拳	國家體育總局	250 元
4.	木蘭拳	國家體育總局	230 元

・中華傳統武術・大展編號 114

1.	中華古今兵械圖考	裴錫榮主編	280 元
2.	武當劍	陳湘陵編著	200 元
3.	梁派八卦掌（老八掌）	李子鳴遺著	220 元
4.	少林 72 藝與武當 36 功	裴錫榮主編	230 元
5.	三十六把擒拿	佐藤金兵衛主編	200 元
6.	武當太極拳與盤手 20 法	裴錫榮主編	220 元

・少 林 功 夫・大展編號 115

1.	少林打擂秘訣	德虔、素法編著	300 元
2.	少林三大名拳 炮拳、大洪拳、六合拳	門惠豐等著	200 元
3.	少林三絕 氣功、點穴、擒拿	德虔編著	300 元
4.	少林怪兵器秘傳	素法等著	250 元
5.	少林護身暗器秘傳	素法等著	220 元
6.	少林金剛硬氣功	楊維編著	250 元
7.	少林棍法大全	德虔、素法編著	250 元
8.	少林看家拳	德虔、素法編著	250 元
9.	少林正宗七十二藝	德虔、素法編著	280 元
10.	少林瘋魔棍闡宗	馬德著	250 元
11.	少林正宗太祖拳法	高翔著	280 元
12.	少林拳技擊入門	劉世君編著	220 元

・原地太極拳系列・大展編號 11

1.	原地綜合太極拳 24 式	胡啟賢創編	220 元
2.	原地活步太極拳 42 式	胡啟賢創編	200 元
3.	原地簡化太極拳 24 式	胡啟賢創編	200 元
4.	原地太極拳 12 式	胡啟賢創編	200 元
5.	原地青少年太極拳 22 式	胡啟賢創編	220 元

・道 學 文 化・大展編號 12

1.	道在養生：道教長壽術	郝勤等著	250 元
2.	龍虎丹道：道教內丹術	郝勤著	300 元
3.	天上人間：道教神仙譜系	黃德海著	250 元

4. 步罡踏斗：道教祭禮儀典 張澤洪著 250 元
5. 道醫窺秘：道教醫學康復術 王慶餘等著 250 元
6. 勸善成仙：道教生命倫理 李剛著 250 元
7. 洞天福地：道教宮觀勝境 沙銘壽著 250 元
8. 青詞碧簫：道教文學藝術 楊光文等著 250 元
9. 沈博絕麗：道教格言精粹 朱耕發等著 250 元

・易　學　智　慧・大展編號 122

1. 易學與管理 余敦康主編 250 元
2. 易學與養生 劉長林等著 300 元
3. 易學與美學 劉綱紀等著 300 元
4. 易學與科技 董光壁著 280 元
5. 易學與建築 韓增祿著 280 元
6. 易學源流 鄭萬耕著 280 元
7. 易學的思維 傅雲龍等著 250 元
8. 周易與易圖 李申著 250 元
9. 中國佛教與周易 王仲堯著 350 元
10. 易學與儒學 任俊華著 350 元
11. 易學與道教符號揭秘 詹石窗著 350 元
12. 易傳通論 王博著 250 元

・神　算　大　師・大展編號 123

1. 劉伯溫神算兵法 應涵編著 280 元
2. 姜太公神算兵法 應涵編著 280 元
3. 鬼谷子神算兵法 應涵編著 280 元
4. 諸葛亮神算兵法 應涵編著 280 元

・鑑　往　知　來・大展編號 124

1. 《三國志》給現代人的啟示 陳羲主編 220 元
2. 《史記》給現代人的啟示 陳羲主編 220 元

・秘傳占卜系列・大展編號 14

1. 手相術 淺野八郎著 180 元
2. 人相術 淺野八郎著 180 元
3. 西洋占星術 淺野八郎著 180 元
4. 中國神奇占卜 淺野八郎著 150 元
5. 夢判斷 淺野八郎著 150 元
7. 法國式血型學 淺野八郎著 150 元
8. 靈感、符咒學 淺野八郎著 150 元
9. 紙牌占卜術 淺野八郎著 150 元

國家圖書館出版品預行編目資料

懶人族瑜伽 / 劉暘・劉娜、王利 編著・演示
一初版一臺北市：大展 ，2004【民93】
面 ； 21 公分 一 (快樂健美站；12)
ISBN 957- 468-321-4 (平裝)
1. 瑜伽

411.7 93010571

懶人族瑜伽

ISBN 957-468-321-4

著作者 / 劉 暘
動作示範 / 劉 娜、王 利
責任編輯 / 洪宛平
發行人 / 蔡森明
出版者 / 大展出版社有限公司
社 址 / 台北市北投區（石牌）致遠一路 2 段 12 巷 1 號
電 話 / （02）28236031・28236033・28233123
傳 真 / （02）28272069
郵政劃撥 / 01669551
網 址 / www.dah-jaan.com.tw
E - mail / service@dah-jaan.com.tw
登記證 / 局版臺業字第 2171 號
承印者 / 暉峰彩色印刷有限公司
裝 訂 / 協億印製廠股份有限公司
排版者 / 順基國際有限公司
初版 1 刷 / 2004 年（民 93 年） 9 月 定價 / 280 元